U0644369

日间宫腔镜手术规范化流程与质量管理

主编　朱兰

副主编　隋龙　仝佳丽

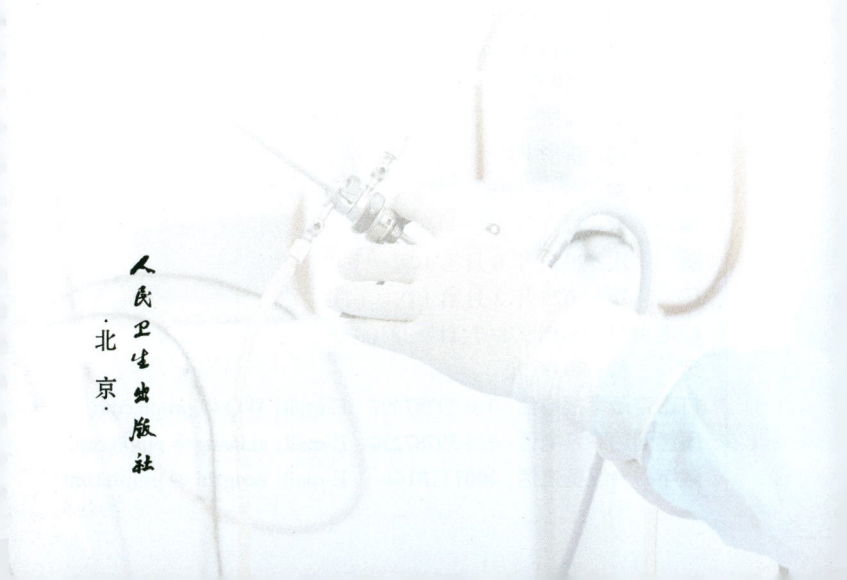

人民卫生出版社

·北京·

版权所有，侵权必究！

图书在版编目（CIP）数据

日间宫腔镜手术规范化流程与质量管理 / 朱兰主编 .
北京：人民卫生出版社，2025. 6. -- ISBN 978-7-117
-38109-3

Ⅰ. R713.4-65

中国国家版本馆 CIP 数据核字第 2025Z71S72 号

人卫智网	www.ipmph.com	医学教育、学术、考试、健康，
		购书智慧智能综合服务平台
人卫官网	www.pmph.com	人卫官方资讯发布平台

日间宫腔镜手术规范化流程与质量管理
Rijian Gongqiangjing Shoushu Guifanhua Liucheng
yu Zhiliang Guanli

主　　编：朱　兰
出版发行：人民卫生出版社（中继线 010-59780011）
地　　址：北京市朝阳区潘家园南里 19 号
邮　　编：100021
E - mail：pmph @ pmph.com
购书热线：010-59787592　010-59787584　010-65264830
印　　刷：廊坊一二〇六印刷厂
经　　销：新华书店
开　　本：889×1194　1/32　印张：4
字　　数：77 千字
版　　次：2025 年 6 月第 1 版
印　　次：2025 年 8 月第 1 次印刷
标准书号：ISBN 978-7-117-38109-3
定　　价：89.00 元

打击盗版举报电话：010-59787491　E-mail：WQ @ pmph.com
质量问题联系电话：010-59787234　E-mail：zhiliang @ pmph.com
数字融合服务电话：4001118166　E-mail：zengzhi @ pmph.com

编者名单 (以姓氏笔画为序)

干晓琴　　成都市妇女儿童中心医院

马俊旗　　新疆医科大学第一附属医院

王　悦　　浙江大学医学院附属妇产科医院

王国云　　山东省立医院

王烈宏　　青海红十字医院

王晓杰　　中国医学科学院北京协和医院

仝佳丽　　中国医学科学院北京协和医院

冯力民　　首都医科大学附属北京天坛医院

吕秋波　　北京医院

朱　兰　　中国医学科学院北京协和医院

朱天垣　　甘肃省妇幼保健院(甘肃省中心医院)

朱颖军　　天津市中心妇产科医院

刘　畅　　兰州大学第一医院

刘淑娟　　空军军医大学西京医院

池余刚　　重庆市妇幼保健院

许天敏　　吉林大学第二医院

孙　静　　上海市第一妇婴保健院

李　旭　　中国医学科学院北京协和医院

杨　清　　中国医科大学附属盛京医院

杨宏毅　　厦门市妇幼保健院

吴晓梅　　云南省第一人民医院

汪利群	江西省妇幼保健院
张 瑜	中南大学湘雅医院
张广美	哈尔滨医科大学附属第一医院
张国杰	中国医学科学院北京协和医院
陈丽梅	复旦大学附属妇产科医院
周 颖	中国科学技术大学附属第一医院(安徽省立医院)
赵绍杰	无锡市妇幼保健院
哈春芳	宁夏医科大学总医院
贾雪梅	南京市妇幼保健院
符 淳	中南大学湘雅二医院
隋 龙	复旦大学附属妇产科医院
谭 刚	中国医学科学院北京协和医院
谭林娟	中国医学科学院北京协和医院
薄海欣	中国医学科学院北京协和医院

前　言

在《"健康中国2030"规划纲要》深入实施过程中,国家卫生健康委员会明确推行日间手术,旨在提升医院管理水平,规范诊疗服务行为。2022年,《日间手术推荐目录(2022年版)》整合发布708项日间手术术式,其中妇科类手术33项,宫腔镜术式9项,妇科成为重点推广科室之一。根据国家政策导向及分级诊疗的需求、微创技术的快速发展、医疗模式的优化,日间宫腔镜手术已成为治疗宫内疾病的重要方式。相较于传统住院手术模式,日间宫腔镜手术具有效率高、住院时间短、成本效益优、患者满意度高等显著优势,因而在临床实践中得到广泛应用。然而,日间手术模式的推广对医疗机构综合管理水平提出了更高的要求,如何在保证手术安全性和治疗效果的同时实现高效、规范的诊疗流程,成为当前妇科内镜领域的重点问题。

本书立足于日间宫腔镜手术的规范化流程与质量管理,系统性地阐述了从术前评估到术后康复的全周期管理策略,旨在为临床医师、麻醉团队及护理人员提供科学、实用的参考指南。主要内容包括宫内疾病日间宫腔镜手术的综合管理,涵盖术前至术后全过程,常见宫内疾病如子宫内膜息肉、子宫黏膜下肌瘤、妊娠胚物残留等日间宫腔镜手术个体化管理,日间宫腔镜手术全面细致的麻醉管理,日间宫腔镜手术的护理及质量控制;全方面地规范日间宫腔镜手术的流程,提高手术质量。

本书凝聚了多位妇科专家的临床经验,结合国内外最新指南与循证医学证据,力求内容兼具科学性、实用性和可操作性。我们期望本书能成为妇科医师、日间手术中心管理者及相关医疗工作者的重要参考,推动日间宫腔镜手术的规范化、精细化发展,最终实现患者受益、医疗资源高效利用的双赢目标。

由于医学技术不断发展,书中内容难免存在不足之处,本书出版之际,恳切希望广大读者在阅读过程中不吝赐教,欢迎发送邮件至邮箱 renweifuer@pmph.com,或扫描下方二维码,关注"人卫妇产科学",对我们的工作予以批评指正,以期再版修订时进一步完善,更好地为大家服务。

朱　兰

北京协和医院妇产科学系主任

中华医学会妇产科学分会候任主任委员

2025 年 7 月

目 录

第一章

宫内疾病日间宫腔镜手术的综合管理

　　宫腔镜手术是治疗子宫腔内病变的常见操作方式。传统的宫腔镜手术一般都在住院部手术室中进行。随着宫腔镜手术器械设备和手术技术微无创化的改进和发展,越来越多的宫腔镜手术能够在日间手术室或门诊手术室中进行。这种模式不仅提高了手术效率,缩短了住院时间,还因成本效益高而受到患者的青睐,但是日间或门诊宫腔镜手术的流程对医疗技术水平、医疗安全等方面提出了更高的要求,更需要完善的综合管理,如术前评估、术前准备、术中监测、围手术期并发症的管理,以及与患者的充分沟通等,任何一个环节都必不可少,并且每一步都应规范有序。

第一节　术前评估

　　日间手术患者术前评估目的是通过对患者全身状况的全面评估,筛选出适合进行日间手术的患者,及时发现潜在风险,排除不适合的患者,确保患者安全地接受日间手术,降低手术风险和并发症发生率,提高手术成功率和患者满意度。

术前评估分为入院前评估和入院后术前评估两部分。

入院前评估由妇科医师在门诊实施,需要麻醉的患者还应经麻醉医生评估,判断患者是否符合日间宫腔镜手术管理流程的要求。入院后,需再次核对患者信息、术前检查结果、门诊评估结果及用药情况,并进行日间手术相关知识的宣教。

一、常规术前评估

主要涵盖专科评估、麻醉评估、护理评估、心理评估、营养及贫血评估,以及特殊情况评估等相关内容。

1. **病史采集** 病史采集需全面,涵盖现病史、既往史、家族史、个人史(过敏史、药物使用情况、吸烟饮酒习惯)、月经生育史及营养状况等,以综合评估患者健康状况。

2. **体格检查** 术前需要进行全面细致的体格检查,特别关注手术部位和相关器官的系统评估。

3. **辅助检查** 根据手术类型和患者的健康状况,进行必要的辅助检查,如血常规、凝血、生化全项、感染标志物、阴道分泌物、心电图、经阴道超声检查、胸部 X 线片等,必要时行盆腔 CT 或 MRI 等影像学检查,以评估手术部位和相关器官的状态。

4. **心肺功能评估** 除心电图检查外, > 65 岁高龄患者或有心脏病、呼吸系统等基础疾病者,需要进行肺功能测试等心肺功能检查,评估患者手术耐受性。

5. **麻醉评估** 详见第三章日间宫腔镜手术的麻醉管

理。适合日间手术的患者一般应符合以下条件：

（1）美国麻醉医师协会（American Society of Anesthe-siologists，ASA）Ⅰ~Ⅱ级和Ⅲ级、合并症稳定＞3个月的患者，经严格评估短效麻醉技术和术后早期活动对肥胖患者更为有益；预估术中和麻醉状态下生理功能变化小；预估术后呼吸道梗阻、剧烈疼痛及严重恶心、呕吐等发生率低。

（2）年龄不应单独作为日间手术的排除标准，对于＞65岁患者，需综合考虑手术分级、部位、患者身体状况、麻醉方式，以及合并症的严重程度和控制情况。

6. 心理评估　询问既往是否有精神类疾病史，评估患者对手术的认知和心理准备，包括对手术的恐惧、焦虑程度；提供心理支持和指导，帮助患者减轻焦虑恐惧情绪，使其以更好的状态应对手术。

7. 护理评估　全面了解患者的病情、手术史、过敏史等信息，评估其身体状况和心理状态，为制订个性化的护理计划提供依据。

8. 患者出院后管理　确保24小时内有负责任的家属陪护。

二、特殊情况患者评估

1. 肥胖患者　妇科医师应评估肥胖患者宫腔镜手术时可能遇到的困难并制订解决方案。体重指数（body mass index，BMI）不作为必要评估指标，肥胖患者会受益于短效麻醉技术和术后早期可进行活动。

2. **肥胖、糖尿病、心血管系统疾病、呼吸系统疾病、血栓风险患者** 强调多学科会诊,以综合评估手术风险。

(朱天垣)

第二节 术前宣教和知情同意

日间手术具有"短、平、快"的特点,术前宣教和术前知情同意至关重要。在心理方面,可以有效缓解患者的焦虑情绪,增强患者的应对能力;在术后康复方面,可以提升患者的配合度,加速康复进程;在医疗资源利用方面,有助于缩短住院时间,提高手术室的利用效率。患者抵达医院后,确保患者在最短时间内全面了解手术流程、潜在风险及预期效果,从而帮助患者做出理智的决定,积极配合手术和术后康复计划。此举不仅能减少医患纠纷,还能确保医疗活动顺利进行。

一、术前宣教

完成术前检查的患者可以进行手术预约登记,进而根据患者预约手术的时间进行术前宣教。

(1)宣教内容:疾病相关知识指导、术前准备、用药指导、饮食指导等;并告知患者入院时间和地点、手术当日流程、医疗文书资料的准备、患者自身的准备、家属陪伴事宜等。

（2）宣教形式：包括口头宣教、图文资料、视频教育、电话告知，以及智能手机推送等。建议同时选择两种及以上的宣教方式，并根据患者文化程度、偏好等相关因素，选择易接受、效果好的方式。在宣教结束后应对患者掌握程度进行恰当的评估，可采用提问或者电子问卷的形式进行。

二、知情同意

术前需对患者进行知情同意告知，由主管医师或授权医师指导患者签署文书，包括授权书、手术知情同意书及其他相关知情同意书等。主要内容包括术前诊断、拟开展手术方式、手术目的和性质、手术过程、术中是否存在植入物，术中术后可能的意外、并发症及处置方法；充分告知患者手术必要性、手术利弊及手术过程。

1. 知情同意书的内容

（1）手术的具体流程：提供手术或治疗的完整流程，包括每个步骤的具体操作、预期的手术时长及将使用的医疗设备和技术等。

（2）手术的目的和预期：概述通过手术可以有效达到症状缓解、疾病控制或生活质量的改善等预期效果。提供关于效果持续时间和可能的长期益处等信息。

（3）替代治疗方案：提供所有可行的替代治疗方案，同时应评估每种方案的适用性、效果和潜在风险，帮助患者根据自己的情况和偏好做出选择。

（4）潜在的风险和并发症：术前应详细告知患者可能面临的风险和并发症，如感染、出血、脏器损伤、麻醉反应及术后疼痛等；并制订一系列的预防措施和应对策略，以便在出现并发症时能够及时有效地处理。

（5）个性化的治疗建议：针对不同患者的个性化情况进行补充告知，包括但不限于内外科合并症、近远期生育需求、对疾病康复程度的预期等。

2. 知情告知的注意事项

（1）采用通俗易懂的语言：力求表述简洁明了，避免专业晦涩的词汇和复杂的医学表述，确保患者能够毫无障碍地掌握手术和其他治疗的全部细节。

（2）积极鼓励提问与对话：鼓励患者及其授权人提出任何疑问，并在沟通过程中保持高度互动。确保每位患者及其委托人都能充分表达其顾虑、期望及治疗偏好。

（3）多阶段沟通与确认：医师将在手术或治疗前至手术当天，与患者保持持续沟通，包括初步咨询、术前准备等阶段。确保每位患者及其委托人在签署知情同意书前，对所有治疗信息均有深入全面的理解。

知情同意书

姓名：　　　性别：　　　年龄：　　　科室：　　　床号：

病案号：

目前诊断：

拟操作名称：

特殊检查和特殊治疗目的：□明确病因，完善诊断　□确定治疗方案，判断预后　□对症治疗，缓解病情　□其他

替代治疗方案：

特殊检查和特殊治疗可能引起的意外、风险及并发症：

1. 术中可能出现脏器损伤，如子宫穿孔（0.12%~1.61%）、泌尿道或肠道损伤（0.02%）等。

2. 术中可能出现心脑综合征（0.21%~1.85%），需药物等治疗；也可能发生罕见的并发症空气栓塞（0.03%~0.09%），危及生命。

3. 术中液体超负荷（0.06%~0.20%）。

4. 术中、术后出血（0.03%~0.61%）。

5. 术后感染（0.10%~0.90%）。

6. 宫腔镜检查是诊断宫腔内疾病的一种方法，检查中如发现可处理的病变及时处理。如遇到比较复杂的病情，如Ⅱ型、Ⅲ型子宫黏膜下肌瘤，重度宫腔粘连等，可能需要再次实施择期手术治疗。

7. 术后病理检查结果若提示存在恶性病变或癌前病变，可能需要进一步手术或采取其他治疗措施。

8. 若需麻醉，存在麻醉风险，由麻醉科医师进行知情告知。

9. 其他：

医师声明：上述事项我已经以患者所能理解的方式详细告知患者，给予了患者充足的时间询问本次治疗相关问题并作出解答。

　　操作者：　　　　医师签名：　　　　　签名时间：

患者意见：医师已用通俗易懂的方式充分告知我上述内容和不实施该医疗措施的风险。我已认真阅读，并在医生详细解释下充分理解本知情同意书的各项内容。经慎重考虑，我愿意承担由于疾病本身或现有医疗技术所限而导致的医疗意外和并发症，同意选择本手术治疗并签字。

　　患方签名：　　　　与患者关系：　　　　签名时间：

（王　悦）

第三节 术前准备

日间宫腔镜手术的术前准备涵盖了一般准备、麻醉准备、宫颈预处理及器械准备等多方面,需在术前对患者进行全面告知,确保手术顺利进行。

一、手术时间

非月经期均可实施宫腔镜手术。月经周期正常者,宫腔镜手术的最佳时机是在月经干净后的卵泡期;分泌期检查时,增厚的子宫内膜可能会与息肉相混淆。对于异常子宫出血的患者,在排除妊娠后,可随时进行宫腔镜检查。然而,若出血量大,则不建议进行宫腔镜检查,因为可能会限制手术视野。

二、术前检查

仔细询问病史,进行全身检查、妇科检查以排除手术禁忌证,包括血常规、凝血功能、传染病系列(乙型肝炎、获得性免疫缺陷综合征、梅毒等)、心电图、阴道分泌物等检查。如患者合并内、外科疾病,需经相应科室协助诊治,明确有无手术禁忌证。

三、患者准备

1. **个人卫生及物品准备** 术前患者需确保个人卫生

状况良好,尤其要注重外阴部的彻底清洁。提前准备好卫生巾等个人必需品,以备术后之需。

2. **心理准备**　患者应保持良好的心态,避免过度紧张和恐惧,有助于手术的顺利进行和术后康复。

3. **避免同房**　术前一周,患者应避免进行性生活,降低术后感染的风险。

4. **禁饮、禁食**　术前 8 小时禁食固体食物,术前 2~3 小时可酌情口服等渗性复合碳水化合物溶液,既有利于减轻围手术期焦虑,术后快速康复,又可防止术中发生呕吐、误吸等并发症。

5. **排空膀胱**　一般建议患者术前排空膀胱,以便判断子宫位置,减少手术中误伤。

6. **签署知情同意书**　患者术前须签署麻醉同意书、手术同意书等,明确手术方式、风险及术后注意事项。

四、麻醉准备

需要麻醉的患者进行术前麻醉评估(详见第三章)。应根据患者年龄、是否存在合并症、对疼痛的耐受性、手术难度、手术时间等因素进行综合评价。

五、子宫颈预处理

多数情况下,日间宫腔镜手术无须子宫颈预处理。特殊情况估计宫颈管扩张困难,或对宫颈管扩张要求较高者,酌情给予子宫颈预处理。子宫颈预处理的方法包括机械预处理、激素类预处理及药物预处理(须知情同意)。

1. **机械预处理** 机械预处理目前主要采用简易子宫颈扩张棒,但在子宫颈质地坚硬的情况下,存在插入失败的可能性,因此临床上对其应用相对较少。

2. **激素类预处理** 雌激素类制剂预处理主要针对子宫颈扩张困难、置镜疼痛的未生育和绝经期患者;考虑绝经期患者使用雌激素疗法可能带来的风险与益处,建议在宫腔镜手术前半个月开始用药,并在医生指导下进行。局部使用普罗雌烯可以软化子宫颈和阴道组织,且局部剂型不进入血液循环,不影响子宫内膜厚度。异常子宫出血、雌激素依赖型肿瘤、血液高凝状态或血栓栓塞性疾病是用药的禁忌证。

3. **药物预处理** 前列腺素(prostaglandin,PG)衍生物常用于终止妊娠或宫缩乏力导致的产后出血。PG衍生物主要有前列腺素E(prostaglandin E,PGE)和前列腺素F(prostaglandin F,PGF)两类。前列腺素$F_{2\alpha}$(prostaglandin $F_{2\alpha}$,$PGF_{2\alpha}$)衍生物卡前列甲酯 1mg,可以阴道或直肠给药,对子宫颈坚硬的患者具有良好的软化效果;前列腺素 PGE_1 衍生物米索前列醇也被认为具有软化宫颈作用,推荐剂量 200~400μg,术前 4 小时给药。由于非妊娠期使用 PG 类药物软化宫颈不在药物适应证范围内,因此建议使用前签署相关知情同意书,详细告知不良反应,如腹泻、呕吐等,其程度与用药剂量相关,同时做好监测。青光眼、哮喘及过敏体质患者禁用此类药物。

六、子宫肌瘤预处理

1. **适应证**　影响宫腔形态、体积较大、合并严重贫血的子宫黏膜下肌瘤,实施日间宫腔镜手术前建议预处理。

2. **药物**　可酌情使用促性腺激素释放激素激动剂(gonadotropin-releasing hormone agonist,GnRH-a)进行术前预处理。GnRH-a 可通过降低类固醇激素水平、抑制子宫肌瘤细胞增殖、促进子宫肌瘤细胞凋亡、减少瘤体血供等多种机制缩小肌瘤体积,用药 3 个月可使肌瘤体积缩小 20%~50%。对体积较大的子宫黏膜下肌瘤,不仅增加了手术可行性,还提高了手术安全性。但长时间使用 GnRH-a 可使宫腔缩小,宫颈管坚硬,影响手术操作,增加穿孔的风险。因此,须控制用药时间,合理选择手术时机。

七、手术器械和膨宫介质的术前准备

1. **软性或硬性宫腔镜的选择**　在诊断性宫腔镜手术中纤维宫腔镜具有疼痛轻的优点,但硬性宫腔镜可以为术者提供更好的手术视野,降低手术失败率,并且手术时间较短、费用较低。对于门诊宫腔镜检查,推荐使用纤维宫腔镜以减轻患者不适;而较为复杂的宫腔手术则应选择硬性宫腔镜以提高手术效率。

2. 膨宫压力与灌流介质

(1) 膨宫压力：一般情况下，膨宫压力设置为 80~100mmHg(1mmHg=0.133kPa) 或 ≤ 患者平均动脉压。施术操作前应排空灌流介质连通管道内残存的空气。

(2) 灌流介质：灌流介质的种类分为非电解质介质(如 5% 葡萄糖、5% 甘露醇等)、电解质介质(主要为生理盐水)。灌流介质的选择需依据所用能源类型而定。若采用单极电凝系统，灌流介质多为 5% 葡萄糖(糖尿病患者可替换为 5% 甘露醇)；而双极电凝系统则常选用生理盐水作为灌流介质。手术中使用非电切镜时，一般使用生理盐水作为灌流介质。一项 Meta 分析显示，使用生理盐水作为灌流介质在宫腔镜手术中能有效降低术后疼痛，提高手术视野的清晰度，缩短手术时间，并提升患者满意度。此外，生理盐水作为灌流介质也适合于门诊手术，有助于提高手术效率和安全性。

(3) 注意事项：需严格控制膨宫液的用量，尽管相较于非电解质介质，电解质介质引发稀释性低钠血症的概率较低，然而电解质介质的过量吸收仍可导致液体超负荷，进而存在引发心力衰竭、肺衰竭的风险。因此，无论使用何种灌流介质，手术中均应监测介质的使用总量和进入患者体循环的液体量(液体负荷量：低渗液的最大量为 1 000ml，等渗液为 2 500ml，高黏度液体为 500ml)。

(孙 静)

第四节　手术记录

手术记录作为一份正式的医疗文件,详尽地记录了患者手术的全过程,包括手术前准备、手术操作及手术后恢复的所有关键信息。

一、基本信息

患者姓名、性别、年龄、床号、住院号、手术日期及开始和结束时间、参加手术的人员、体位、麻醉方式及 ASA 分级等内容。

二、术前诊断与术中诊断

记录患者术前的具体诊断,同时根据术中的具体情况进一步做出术中诊断,并如实记录诊断依据和描述。

三、手术经过

1. 详细记录手术中宫腔镜所使用的电能系统参数、膨宫压力值、灌流介质的种类及其出入量数据。

2. 详细描述宫腔形态特征、宫颈管和子宫内膜状况、双侧输卵管开口状态及病变具体情况,记录病变的大小、质地、所在位置、数量及形态特征。

3. 详尽记录手术过程中所使用的器械种类及具体的操作步骤流程。

4. 阐述手术操作完成后宫腔的形态变化、容积大小及内膜恢复状况。

四、术中情况

记录手术是否顺利,详细记录术中出血量、输液量、是否出现术中并发症及相应的处理措施、手术中使用的所有药物及其剂量等。

五、术后情况

记录术后是否安全返回病房、患者术后生命体征、术后处理、术后阴道流血情况等。

六、标本送检情况

描述切下标本的大体情况和是否送检常规病理检查。

七、签字

手术医师、麻醉医师及参与手术的护士必须在记录单上签名,以确认记录的准确性和责任相关性。

手术记录不仅是医疗实践中的重要文件,也是医疗质量控制、患者安全、医疗教学和法律诉讼中的关键证据,必须准确、完整、及时地记录,以确保医疗信息的连续性和患者的医疗安全。日间宫腔镜手术记录可根据具体手术操作类型选择表格式记录方式,在保证准确性、完整性的前提下,做到手术记录的标准化、结构化,同时减少记录时间,提高工作效率。

宫腔镜手术记录

姓名：　　性别：　年龄：　　病案号：

手术日期：　　年　月　日　　开始时间：　　结束时间：

术前诊断：

术后诊断：

手术名称：

手术医师：

麻醉方式：　　　　　　　体位：

麻醉医师：　　　　　　ASA 分级：

手术经过：患者麻醉成功后取膀胱截石位,常规消毒外阴、阴道,铺巾。

导尿(是 / 否);尿色：

盆腔检查,确定子宫体位置(前位 / 平位 / 后位)、大小：

阴道扩张器暴露宫颈,见宫颈:光滑 / 肥大 / 萎缩 / 赘生物 / 其他：

钳夹宫颈。探宫腔深：_____cm,扩张宫颈管至_____号。

开放膨宫液体,排空气泡后置入宫腔镜。

镜下见:宫颈管内膜:光滑 / 赘生物 / 其他：

子宫腔形态:(不同病种规范记录要点详见第二章)。

子宫腔病变:(不同病种规范记录要点详见第二章)。

过程描述：_____。(手写描述)

再次置镜观察,膨宫良好,子宫腔形态_____,手术创面无出血,双侧输卵管开口_____。术后安返病房。

膨宫液:5% 葡萄糖 /5% 甘露醇 /0.9% 生理盐水

压力：____mmHg　灌流入量：____ml,灌流出量：____ml。

术中情况:出血量_____ ml,输液量_____ml。

术中并发症及其处理：

术后情况：

返回:病房 / 观察室 /ICU,生命体征:血压:____/____mmHg,
心率:____次 /min,血氧:____%。

术后处理:抗生素预防感染 / 生命体征监测 / 严密观察腹痛和阴道流血情况 / 其他:

组织标本送检情况:

术者签字:

（张广美）

第五节 术中监测

宫腔镜手术由具备资质的手术医师、麻醉医师、手术室护士组成团队共同完成。麻醉和手术所需物品、药品均需妥善准备并核查,以保障患者术中安全。

一、手术间配备物品

1. 供氧系统和光电源系统。

2. 麻醉机。

3. 生命体征监护仪、麻醉深度监测仪、血气分析仪。

4. 常用麻醉药(镇静药、镇痛药、肌松药等)。

5. 除颤仪、各类气管插管装置等急救设施和药品。

6. 保温设备、输血输液加温装置,以及负压吸引装置等。

二、术中监测

患者生命体征监测需贯穿宫腔镜诊疗全程,常规监测包括:意识、心电图、呼吸、血压、脉搏、体温及血氧饱和度,同时确保气道通畅。对于深度镇静、气管插管或喉罩全身麻醉患者,还须监测呼气末二氧化碳分压(partial pressure of end-tidal carbon dioxide,Pet CO_2)、气道压及潮气量。手术时间超过 1 小时或膨宫液体用量较大,应密切监测患者的体温和动脉血气分析,以评估呼吸功能、电解质和酸碱平衡状态,及时发现和纠正低氧血症、高碳酸血症、低钠血症等异常情况,必要时应使用超声监测心肺情况,以确保患者的安全与康复。

1. 镇静与麻醉深度监测　在进行单纯宫腔镜检查时,可以采用改良警觉 / 镇静评分(modified observer's assessment of alertness/sedation scale,MOAA/S)来监测镇静深度。在患者对大声呼唤和头部轻摇无反应时,可以开始进行宫腔镜操作。对于病情复杂、宫腔镜手术难度较大或需要全身麻醉者,应使用麻醉镇静深度监护仪,根据手术进程,严密观察患者呼吸频率、潮气量等参数,有异常情况及时调整镇静或麻醉的深度。

2. 呼吸监测　密切监测患者的皮肤黏膜颜色、水肿状况、呼吸频率与幅度、脉搏跳动,以及血氧饱和度和呼气末二氧化碳分压的实时变化。临床表现有鼾声、吸气性呼吸困难、发绀等,提示气道梗阻,最常见原因为舌后坠、喉痉挛。可采取仰头提颏法解除气道梗阻、放置口咽或鼻咽通气管,监测呼气末二氧化碳分压和提高氧流量,也可立即行面罩加压给氧或气管插管人工通气。

3. **循环监测** 围手术期密切监测心率和心律的变化。多采用无创血压监测(每 3~5 分钟测量 1 次)。手术中扩张、牵拉宫颈及快速膨宫时,密切留意患者的任何不适症状,同时监控宫腔镜术野显示屏和监护仪的各项指标。有严重的血流动力学波动时,立即暂停手术操作,给予血管活性药物(如肾上腺素等),适时调整麻醉深度,直至恢复正常。对于合并严重心肺疾病、循环不稳定等高危因素的患者,应尽量安排其采取头高脚低位,以抬高心脏位置,减少气体进入,并尽快完成手术,减少膨宫液的吸收量。必要时,手术过程中应持续进行有创动脉压和中心静脉压监测,以确保能够准确评估患者的血流动力学状态。此外,心肺听诊、容量监测、血气分析及超声监测等也是必要的监测手段,以全面评估患者的生理状态。

4. **体温监测** 对于较长时间的宫腔镜手术,因静脉输液、膨宫液及麻醉药物影响,低体温较为多见。巡回护士需常规监测患者体温,采用如棉被覆盖或背部加温等保暖措施,并适当调节环境温度,以防止患者出现低体温及相关并发症。

5. **液体量及压力监测** 由于膨宫介质性质不同,应动态监测血电解质、血糖水平,及时识别和处理膨宫液过量吸收、高血糖症,以及苏醒延迟等并发症。

(1)监测膨宫液出入量差值:使用等离子双极电切

手术系统时,灌流介质常选择生理盐水。使用的灌流介质种类不同,发生体液超负荷时的负欠量预警值不同。原则上,在使用非电解质介质时,负欠量的安全界限通常为 1 000ml;而对于电解质介质,这一界限则提高至 2 500ml;老年人或有心、肾合并症的患者为 750ml(低渗溶液)或 1 500ml(等渗溶液),超过该数值时应积极采取相关的预防措施、严密监测心肺功能并争取在短时间内结束手术。

(2) 监测膨宫压:一般情况下,膨宫压力设置为 80~100mmHg 或者≤平均动脉压。在宫内出血较多、宫腔肿瘤体积较大或膨宫效果不佳等特定情况下,可能需要适当增加膨宫压力和灌流液量,但同时也增加了膨宫液过量吸收、水中毒、心功能不全,以及气体栓塞等风险。此时麻醉医师要重视术中呼气末二氧化碳分压的监测,呼气末二氧化碳分压降低是气体栓塞早期敏感指标。辅助检查可发现稀释性贫血、低钠血症、低晶体渗透压、高氨血症、高血糖症、酸中毒等,严重者出现心搏骤停。由于膨宫液可经输卵管进入腹腔,并延缓吸收入血,恢复期需继续关注上述情况至患者苏醒。

三、术后恢复室监测

1. 观察生命体征　密切监测患者的血压、心率、血氧饱和度、意识清晰度、皮肤黏膜色泽,以及呼吸是否顺畅,及时发现异常并采取相应措施进行处理。术前已有心肺疾病、手术难度大、持续时间较长(超过 1 小时)或膨宫液差值显著的患者,需特别注意防范低氧血症、膨宫液过量吸收综合征、电解质紊乱及低体温可能对患者复苏质量造成的不良影响。检查患者的呼吸通畅程度,预防术后喉痉挛、支气管痉挛等情况发生。

2. **意识恢复** 宫腔镜术后患者即可恢复意识,呼之应答,警惕麻醉过深的情况。当患者出现烦躁不安、呼吸困难、发绀、胸痛等临床表现,无论是否使用全身麻醉,此时患者均可出现循环不稳定、心电图异常、呼气末二氧化碳分压(Pet CO_2)降低、动脉血氧分压(arterial partial pressure of oxygen,PaO_2)下降、动脉血二氧化碳分压(arterial partial pressure of carbon dioxide,$PaCO_2$)升高,甚至心搏骤停,须立即对症处理,分析原因,控制病情。

3. **运动恢复** 对患者的肢体活动能力进行全面评估。

4. **心理恢复** 关注患者的心理变化,提供必要的心理支持。

(赵绍杰)

第六节 围手术期并发症管理

宫腔镜手术的并发症可分为早期并发症,如出血、子宫穿孔、液体超负荷,空气栓塞;晚期并发症,如感染、病灶切除不彻底、宫腔粘连。一项 2 515 例宫腔镜手术的前瞻性研究发现,手术类型是手术并发症的最强预测因素。宫腔镜下宫腔粘连分离术的并发症风险最高(4.5%),其次为宫腔镜子宫内膜切除术(0.8%)、子宫肌瘤切除术(0.8%)和宫腔镜下子宫内膜息肉切除术(0.4%)。因此,深入了解宫腔镜围手术期的并发症及其有效的预防措施,对提升医疗质量至关重要。

一、疼痛

疼痛仍然是无麻醉宫腔镜手术失败的主要原因。然而,宫腔镜手术期间的疼痛机制尚不完全清楚。目前认为主要是由于生殖道器械操作(使用阴道扩张器、宫颈钳和宫颈扩张术),以及对子宫内膜和肌层的损伤所致。

1. 术前用药 目前还没有指南推荐宫腔镜术前镇痛药物的使用种类。在绝经的患者中,手术前 14 天给予阴道给药 $25\mu g/d$ 雌激素,可以显著改善宫颈扩张的顺畅性并减轻疼痛感。

2. 术中处理 常见的日间宫腔镜镇痛方案包括单一药物和多种药物的组合,其中包括局部麻醉剂、非甾体抗炎药、苯二氮䓬类药物、阿片类药物,以及子宫颈内和 / 或子宫旁神经丛阻滞。根据目前可用的证据,各方案彼此之间比较或与安慰剂比较,在疼痛管理方面的安全性和有效性没有明显差异。

二、出血

宫腔镜术中或术后的出血量与子宫内膜和/或子宫肌层血管的机械性损伤程度直接相关。子宫穿孔如果同时损伤子宫动脉甚至盆腔血管则会导致严重出血。出血量超过 500ml 被视为手术严重并发症之一。

1. 处理　可以通过电凝、应用宫缩剂或将福莱导尿管球囊放置于子宫内以止血。若上述止血方法无效,可考虑采用子宫动脉栓塞术或子宫全切术。

2. 预防　对于高危出血风险的手术应充分进行术前评估,针对具体风险因素制订应对预案,如对子宫肌瘤应酌情进行预处理;对子宫颈坚硬的患者提倡子宫颈预处理;对妊娠相关疾病的手术也应充分术前评估、制订预防术中大出血的预案后再实施手术。

三、子宫穿孔

在诊断性和治疗性宫腔镜手术中,最常见的并发症是子宫穿孔,发生率约为 1%。子宫穿孔可能发生在手术的任何阶段,但在切除深度达到子宫深肌层时更易出现。

1. 子宫穿孔的风险因素及预防

(1)子宫颈狭窄和子宫颈扩张困难:约 50% 的穿孔与此有关;术前行宫颈预处理、术中经腹超声检查显示宫颈管的走向可明显减少穿孔概率。

(2)对子宫肌壁切割或破坏过深:特别是子宫腔压力过高时,子宫肌壁厚度变薄。

（3）子宫腔形态改变：如较大的子宫黏膜下肌瘤、宫腔粘连及子宫畸形等。

2. **子宫穿孔的征象** 包括宫腔内的压力突然丧失和宫内可见肠系膜脂肪组织。

3. **处理** 发现子宫穿孔后应尽快明确穿孔部位，评估患者的血流动力学状态，在无能量器械作用的情况下，子宫穿孔的处理取决于损伤的部位。对于宫底穿孔，可单纯观察；子宫前壁或后壁穿孔可能导致膀胱或肠道损伤，可能需要分别进行膀胱镜检查或直肠镜检查以进行评估；侧壁穿孔可能会损伤子宫血管，继而形成阔韧带血肿。任何用电或激光能量造成的穿孔都可能导致内脏或血管损伤，建议在全身麻醉下进行诊断性腹腔镜检查或开腹探查。发生子宫穿孔的患者需延长观察时间直至患者安全。

四、膨宫介质过量吸收－体液超负荷综合征

宫腔镜手术特殊的施术环境有别于传统的开放性手术、腹腔镜手术及经阴道手术，由于涉及膨宫压力与膨宫介质，可能引起膨宫介质过量吸收－体液超负荷综合征。主要监测指标为膨宫介质的丢失量（丢失量＝术中使用的膨宫介质入量－膨宫介质出量）。膨宫介质的使用种类和丢失量的相对安全范围见"第一章第五节术中监测"内容。当膨宫液体丢失量超出安全最低限时，需与麻醉医师协同评估患者状况，以决定手术继续与否和静脉给予利尿剂的必要性；若丢失量达到极限值，则应立即采取预

防措施,密切监控心肺功能,并努力缩短手术时间。在日间手术室进行手术时,应考虑在液体丢失量超出安全最低限时停止手术。美国妇产科医师协会和欧洲妇科内镜学会提倡疑难复杂的宫腔镜手术应使用膨宫介质自动监测系统,持续动态测量膨宫介质的出入量和宫腔内压力,当膨宫介质丢失量达到预设阈值时即自动停止灌流并报警,以此降低膨宫介质过量吸收 - 体液超负荷综合征的发生率。

1. **处理** 立即终止手术,评估血流动力学、神经、呼吸及心血管状态,监测血清电解质和渗透压,以及考虑使用利尿剂。

2. **预防**

(1)避免对子宫肌壁切割过深,较大或合并贫血的Ⅱ型子宫黏膜下肌瘤或子宫肌壁间肌瘤手术前应进行预处理。

(2)避免过高的子宫腔压力,一般情况下子宫腔压力设置≤100mmHg 或≤患者平均动脉压。

(3)复杂手术应由资深医师操作,控制手术时间。

(4)年长患者,特别是合并心血管疾病、肾功能衰竭等合并症时,更应严密监测体循环阻力指数(systemic vascular resistance index,SVRI)、电解质及血浆渗透压。

五、空气栓塞

空气栓塞是宫腔镜手术中一种罕见但极具破坏性的并发症。宫腔镜医师必须了解空气栓塞的病理生理学机制,以便最有效地预防、诊断及管理这一可能造成严重后果的问题。宫颈或子宫内膜的静脉通道为环境空气或加压气体提供了进入血液循环的途径。随后,心排血量和血压下降,出现心动过速和呼吸急促,先有短暂的心电图改变,随之发生心力衰竭。由于右心室压力升高,15% 的成年人会重新开放卵圆孔,导致空气进入左心室并通过动脉系统导致大脑和其他器官发生反常栓塞。空气栓塞的特征性心脏杂音表现为金属声、机械声、鼓声或噼啪声。

1. **空气栓塞的征象** 患者一旦发生空气栓塞,首次出现可识别的临床变化是呼气末二氧化碳分压降低。随后可能出现缺氧、心动过速、呼吸急促、低血压,然后出现心力衰竭、肺功能衰竭,伴有心动过缓、低血压及随后的心脏停搏。

2. **处理** 一旦怀疑或确认发生了空气栓塞,手术团队应采取以下措施。

(1)立即停止手术:当发现空气栓塞后,立即停止宫腔镜操作,防止更多空气进入血液循环。

(2)左侧卧位:将患者置于左侧卧位、头低脚高位(Trendelenburg position),以减少空气进入右心室和肺动脉。

(3)高流量氧气:给予 100% 纯氧,增加血液氧合,促进气泡吸收。

(4)循环支持:如血压下降,使用血管活性药物(如去甲肾上腺素)维持血压。

（5）心肺复苏：若出现心搏骤停，立即进行心肺复苏（cardiopulmonary resuscitation，CPR）。

（6）中心静脉导管：如有条件，尝试通过中心静脉导管抽出空气。

（7）超声检查：使用经食管超声心动图（transesophageal echocardiography，TEE）或经胸超声心动图（transthoracic echocardiography，TTE）确认空气栓塞并监测心脏情况。

（8）高压氧治疗：情况允许时，尽快进行高压氧治疗，促进气泡吸收和改善组织氧供。

（9）监测生命体征：持续监测心电图、血压、血氧饱和度等，及时发现并处理异常。

（10）多学科协作：迅速召集麻醉科、重症医学科、心血管内科等专家共同处理。

六、血管迷走神经反应

血管迷走性反应（vasovagal syncope）是日间宫腔镜检查中最常见且危险的并发症之一。据早期的有关报道，在普通人群中，有高达 20% 的女性在宫腔镜检查期间会出现与迷走神经刺激相关的反应，如恶心、呕吐、低血压、头晕及晕厥。一项近期前瞻性、随机化、比较性研究的结果客观地显示，迷你宫腔镜血管迷走性晕厥的发生频率约为传统宫腔镜的 1/12。

1. 处理　此时应停止操作，采取头高脚低位，评估患者生命体征（血压、脉搏、呼吸频率和血氧饱和度），并使用碳酸铵溶液。在大多数情况下，患者会在几分钟内恢复正常状态。若恢复不及时且持续心动过缓,应立即静脉注射阿托品 0.5mg(每 3~5 分钟重复一次,总量不超过 3mg),同时给予吸氧治疗,并立即呼叫复苏团队协助抢救。

2. 预防　据文献报道,术中经宫颈注射局部麻醉药能有效减少血管迷走性晕厥的发生。

宫腔镜早期并发症的原因及具体发生率详见表 1-2。

表 1-2　宫腔镜并发症的原因及具体发生率

可能出现的并发症	发生率	危险因素
子宫穿孔	0.12%~1.61%	未正确探及子宫腔轴向,子宫颈狭窄,解剖学畸变 [如平滑肌瘤、先天性发育异常,宫腔粘连、子宫壁变薄及子宫位置异常(极度前倾或后倾)],手术视野受限
气体栓塞	0.03%~0.09%	操作器械反复多次出入宫颈管,管道和仪器中空气排除不充分,子宫腔内压力过大
体液超负荷	0.20%	手术时间过长,膨宫压力过高,使用非电解质膨宫介质会增加低钠血症的风险,低渗透性膨宫介质则可能导致脑水肿
出血	0.03%~0.61%	宫颈裂伤、子宫穿孔、子宫壁切除过深(宫腔粘连松解术、子宫肌瘤切除术)
血管迷走性晕厥	0.21%~1.85%	在宫颈操作和宫颈管 / 子宫腔器械操作过程中,副交感神经系统被触发

七、术后晚期并发症

1. 感染

（1）诱因：包括生殖道急性炎症、反复宫腔操作、宫腔镜器械消毒不彻底及手术时间过长等。一旦宫腔镜后发生感染并导致盆腔脓肿，其临床后果十分严重。

（2）处理：对症抗感染治疗，症状严重、抗炎无效的盆腔脓肿可采取腹腔镜手术引流。

（3）预防：目前尚无确凿的高质量证据表明预防性使用抗生素能有效降低盆腔感染的发生率。2018 年美国妇产科医师协会（American College of Obstetricians and Gynecologists，ACOG）、《妇科手术部位感染防控的专家共识（2020 年版）》均不推荐宫腔镜检查及子宫内膜消融术中预防性应用抗菌药物。法国国家妇产科医生协会（Collège National Des Gynécologues Et Obstétriciens Français，CNGOF）则推荐：宫腔镜手术前、术中或术后不建议采取抗生素预防感染。因此，在进行手术前，必须严格把握手术适应证，对于处于生殖系统感染急性期的患者，应严禁手术；而对于存在感染高危因素（既往盆腔炎性疾病、手术时间过长）的患者，则建议考虑使用抗生素预防感染。此外，缩短手术时间同样有助于降低感染的风险。

2. 宫颈管粘连、宫腔粘连　宫颈管粘连表现为术后继发性闭经、周期性腹痛、宫腔积血或阴道点滴出血；宫腔粘连表现为术后月经量减少、不孕、复发性自然流产等。宫颈管粘连和宫腔粘连是宫腔镜手术后最常见的远期并发症之一。

（1）诱因：宫颈管内膜或子宫内膜基底层的损伤，其特征为子宫内膜纤维化。

（2）处理：多数采取宫腔镜手术分离粘连，如果单纯性宫颈管粘连，可考虑宫颈扩张术。

（3）预防：宫腔镜手术中尽量保护内膜，术后除经典的人工周期修复内膜外，还可以选择宫腔生物屏障材料和 / 或物理屏障预防术后宫腔粘连。生物屏障材料如透明质酸和羧甲基壳聚糖等；物理屏障如术后放置宫型宫内节育器、一次性子宫球囊支架，通过屏障作用防止创面贴附。其他尚未在临床广泛应用的促进内膜再生的方法，如干细胞疗法、细胞因子治疗及应用富血小板血浆（platelet rich plasma，PRP）等，均能在一定程度上预防宫腔粘连的发生。

3. 子宫内膜切除术 - 输卵管绝育术后综合征　子宫内膜切除术 - 输卵管绝育术后综合征（post-ablation-tubal sterilization syndrome，PASS）是宫腔镜子宫内膜切除术（transcervical resection of endometrium，TCRE）术后晚期并发症，近年来发现也可发生于子宫内膜消融术后。

（1）诱因：子宫内膜切除术后宫腔内残留或术后再生的子宫内膜导致月经恢复，若宫腔内形成粘连使经血排出受阻，经血逆流至输卵管管腔；已行输卵管绝育术的患者，则经血导致宫角和输卵管近端积血。临床表现主要为 TCRE 术后患者出现周期性、持续性、痉挛性或撕裂样的单侧或双侧下腹疼痛。

（2）处理：可在B超监测下行宫腔粘连松解术，避免子宫穿孔和术中大出血；若已出现急腹症，无生育要求者，可考虑子宫全切术和输卵管切除术。

（3）预防：有输卵管绝育术史的患者，TCRE术后3~4周常规行宫颈扩张术。通过提升操作者的专业技能，并在术中合理使用预防宫腔粘连的生物材料降低该并发症发生率。

4. 术后产科不良妊娠结局

（1）诱因：宫腔镜手术，尤其是宫腔粘连或子宫矫形手术后不良产科妊娠并发症增多，如妊娠子宫破裂、前置胎盘、胎盘植入、胎盘滞留、产后出血等。继发于宫腔镜术后的妊娠子宫破裂虽然罕见但严重，常见于宫腔镜子宫肌瘤切除术、宫腔镜子宫矫形术、宫腔镜宫腔粘连分离术等手术，可能与切割过深或电凝过度有关。但需注意，手术操作的精细程度、术后恢复情况，以及个体差异等因素也会影响子宫破裂的发生。子宫破裂多发生于妊娠19~41周。此外，无论术中有无子宫穿孔，均有术后发生妊娠子宫破裂的报道。宫腔粘连子宫腔受累范围和粘连分离手术次数是胎盘植入的危险因素。月经模式和妊娠史可能是预测妊娠丢失的主要因素。

（2）处理：有治疗性宫腔镜手术史的患者妊娠期需要个体化评估，必要时应纳入高危妊娠管理。

（3）预防：宫腔镜手术史可能是导致孕中、晚期胎盘异常状态和产后出血的重要风险因素。宫腔粘连宫腔镜手术治疗史,特别是重复宫腔粘连手术史,与不良产科结局的风险增加有关。对有妊娠意愿的患者行宫腔镜下子宫纵隔切除术时,切割子宫纵隔后宫底部保留<1cm的残隔可能有益。在进行宫腔镜手术时,应控制组织电切深度,避免过度切割,并严禁反复处理子宫同一区域,特别是宫底和宫角等敏感区域。宫腔镜手术可能对宫腔形态产生影响,导致术后并发症,对此类患者需予以重点关注,必要时应将其纳入高危妊娠管理体系,并建议妊娠前往具备救治能力的医院就诊,确保围产期保健工作的完善,同时加强对这类孕妇分娩过程的关注。

（吕秋波　汪利群）

参 考 文 献

[1] 全佳丽,朱根海,孙大为,等.日间宫腔镜手术中心设置及管理流程中国专家共识.中华妇产科杂志,2022,57(12):891-899.

[2] 钱玥,马正良.快速康复外科理念下日间手术的麻醉与围术期质量控制.实用医学杂志,2024,40(8):1042-1046.

[3] 郭科迪,武岩,汤夕慧,等.术前衰弱对老年肺癌患者术后并发症的影响.实用医学杂志,2023,39(15):1956-1960.

[4] JOSHI G P, ABDELMALAK B B, WEIGEL W A, et al. 2023 American Society of Anesthesiologists practice guidelines for preoperative fasting: carbohydrate-containing clear liquids with or without protein, chewing gum, and pediatric fasting duration-a modular update of the 2017 American Society of Anesthesiologists Practice Guidelines for preoperative fasting. Anesthesiology, 2023, 138 (2): 132-151.

[5] ASGE Standards of Practice Committee, STORM A C, FISHMAN D S, et al. American Society for Gastrointestinal Endoscopy guideline on informed consent for GI endoscopic procedures. Gastrointestinal endoscopy, 2022, 95 (2): 207-215.

[6] DESILVA P M, SMITH P P, COOPER N A M, et al. Outpatient Hysteroscopy. BJOG, 2024, 131 (13): e86-e110.

[7] 中华医学会妇产科学分会妇科内镜学组. 中国宫腔镜诊断与手术临床实践指南 (2023 版). 中华妇产科杂志, 2023, 58 (4): 241-251.

[8] NELSON GOTOPOULOU CAYLOR Jt alnhanced recovery after surgerERAS®ociety guidelines for gynecologic oncologyddressing implementation challenges-2023 updateynecol Oncol, 2023, 173: 58-67.

[9] 中华医学会妇产科学分会妇科内镜学组. 宫腔镜手术子宫颈预处理临床实践指南. 中华妇产科杂志, 2020, 55 (12): 813-818.

[10] 杨孜, 段华, 金力, 等. 卡前列甲酯临床应用专家共识 (2020 年版). 中国实用妇科与产科杂志, 2020, 36 (11): 1091-1097.

[11] DE SILVA P M, STEVENSON H, SMITH P P, et al. A systematic review of the effect of type, pressure, and temperature of the distension medium on pain during office hysteroscopy. J Minim Invasive Gynecol, 2021, 28 (6): 1148-1159.

[12] The Use of Hysteroscopy for the Diagnosis and Treatment of Intrauterine Pathology: ACOG Committee Opinion, Number 800.Obstet Gynecol, 2020, 135 (3): e138-e148.

[13] 中国心胸血管麻醉学会日间手术麻醉分会. 宫腔镜诊疗麻醉管理的专家共识. 临床麻醉学杂志, 2020, 36 (11): 1121-1125.

[14] GUPTA N, GUPTA A. Complications during hysteroscopy for gynecological procedures: prevention is better than cure! Korean J Anesthesiol, 2020, 73 (1): 79-80.

[15] WANG M T,CHANG C C,HSIEH M H,et al. Operative hysteroscopy intravascular absorption syndrome is more than just the gynecological transurethral resection of the prostate syndrome：a case series and literature review. Journal of Obstetrics and Gynecology,2020,59(5)：748-753.

[16] LEE E B,PARK J,LIM H K,et al. Complications of fluid overload during hysteroscopic surgery：cardiomyopathy and epistaxis-A case report. Anesth Pain Med(Seoul),2020,15(1)：61-65.

[17] SALAZAR C A,ISAACSON K B. Office operative hysteroscopy-an update. J Minim Invasive Gynecol,2018,25(2)：199-208.

[18] DE SILVA PM,CARNEGY A,SMITH PP,et al. Local anaesthesia for office hysteroscopy：a systematic review & meta-analysis. European Journal of Obstetrics Gynecology and Reproductive Biology,2020,252：70-81.

[19] 世界中医药学会妇科专业委员会,中国医师协会妇产科医师分会宫腔镜工作组,全国卫生产业企业管理协会妇科智能诊疗分会,等 . 宫腔粘连中西医结合诊疗中国专家共识(2024 年版). 中国实用妇科与产科杂志,2024,40(8)：819-825.

[20] 夏恩兰 . 宫腔镜学及图谱 .2 版 . 郑州：河南科学技术出版社,2009.

[21] FENG Q,GAO B,HUANG H,et al. Obstetrical outcome in the third trimester after hysteroscopic adhesiolysis. Annals of Translational Medicine,2020,8(4)：51.

[22] HONG W,WU Z,LI L,et al. Intrauterine adhesions treated with hysteroscopic adhesiolysis and subsequent obstetric outcome：a retrospective matched cohort study. BJOG,2025,132(2)：155-164.

[23] WU X,ZHANG M,SUN P,et al. Pregnancy and adverse obstetric outcomes after hysteroscopic resection：a systematic review and Meta-

analysis. Frontiers in Surgery, 2022, 9 : 889696.

[24] ZHANG Y, ZHU X, ZHANG T, et al. Analysis of risk factors for obstetric outcomes after hysteroscopic adhesiolysis for Asherman syndrome: a retrospective cohort study. International Journal of Gynecology Obstetrics, 2022, 156(1): 89-94.

[25] 曹京红, 翟建军, 彭燕梅, 等 . 宫腔镜手术并发症的诊治和预防 . 中国医刊, 2022, 57(2): 126-129.

第二章

常见宫内疾病日间宫腔镜手术的个体化管理

随着日间手术模式的推广,日间宫腔镜手术在提高医疗效率、降低患者负担方面展现显著优势。不同宫内疾病的病理特点、临床表现及患者生育需求不同,需制订个体化治疗方案。本章围绕子宫内膜息肉、子宫黏膜下肌瘤、剖宫产术后子宫瘢痕憩室、宫腔粘连、妊娠胚物残留及子宫内膜增生等常见宫内疾病,系统介绍日间宫腔镜手术的全流程管理策略。通过规范化的诊疗流程和个体化治疗决策,优化手术方案,减少围手术期并发症,改善患者预后。

第一节 子宫内膜息肉

子宫内膜息肉(endometrial polyp,EP)是宫腔内的局部病变,由子宫内膜腺体、间质及血管组成,被覆上皮并突出于周围子宫内膜。目前缺乏实际人群患病率及发病率数据,估计人群患病率为 7.8%~34.9%,占异常子宫出血患者的 10%~20%,不孕患者的 6%~23%,

绝经后无症状但内膜厚度 ≥ 6mm 人群的子宫内膜息肉诊出率为 60%~70%。子宫内膜息肉的高危因素包括年龄、月经状态、肥胖、高血压、多囊卵巢综合征及服用他莫昔芬。

子宫内膜息肉可单发或多发,通常为单发;直径数毫米到数厘米;基底可宽可窄,有蒂或无蒂。子宫内膜息肉临床可无症状,或表现为异常子宫出血、不孕、阴道流液等。诊断首选经阴道超声检查,也可选择生理盐水灌注宫腔声学造影或三维超声检查;子宫输卵管造影、CT 及 MRI 不推荐用于子宫内膜息肉的诊断;宫腔镜检查和镜下组织病理学检查是诊断的金标准。

子宫内膜息肉恶变的高危因素:绝经后出血症状、年龄 >60 岁、伴有代谢综合征、应用他莫昔芬、息肉直径 >1cm 等。

绝经前子宫内膜息肉无症状、直径 < 1cm、无恶变高危因素的可观察随诊。药物治疗多用于绝经前子宫内膜息肉伴有异常子宫出血者,或绝经前患者子宫内膜息肉切除术后预防复发。手术治疗需依据息肉的大小、数量、位置、有无生育需求、医院的条件等综合评估,个体化选择。

一、手术指征

1. 绝经前有症状或绝经后出血的子宫内膜息肉。
2. 无论有无症状,有较高的恶变风险。
3. 合并不孕症。

4. 如无症状且恶变风险较低(＜1cm 的息肉),医生可与患者沟通是否切除息肉。

二、手术要点

1. **手术时机**　推荐卵泡期;排除妊娠;如患者无规律月经,阴道流血干净后可考虑手术。

2. **手术方式**　根据息肉的大小、位置、治疗目的、手术风险、医院的条件等因素选择,优先推荐宫腔镜下子宫内膜息肉切除术。

3. **手术要点**　对于绝经前无生育要求和绝经后子宫内膜息肉患者,推荐宫腔镜手术,彻底切除息肉,预防复发,警惕恶变。

有生育需求者选择能量器械应注意保护子宫内膜,也可选择冷刀器械或宫腔镜组织去除系统。

对可疑恶变的子宫内膜息肉应在宫腔镜下进行完整切除送病理检查:①从子宫内膜息肉蒂部完整切除子宫内膜息肉;②子宫内膜息肉蒂部周围 0.2~0.5cm 子宫内膜活检;③切除子宫内膜息肉基底部下方深约 0.3cm 的子宫肌层组织;④宫腔其余部位子宫内膜多点活检。当然,也可直接整体切除子宫内膜赘生物及浅肌层组织,其他部位予以诊断性刮宫,分别送检。

绝经前无生育需求伴有月经过多,经息肉切除术和药物治疗效果不佳、多次复发者,可采用宫腔镜下子宫内膜息肉切除,同时切除子宫内膜及基底层内膜,可有效控制月经过多,预防息肉复发。

4. **手术记录**　应描述子宫内膜息肉的数量、大小、形态是否规则、位置、表面是否有出血或破溃、表面血管形状及分布状况。

三、术后管理

子宫内膜息肉切除术后存在一定的复发率,有文献报道复发率为 2.5%~43.6%,绝经前女性术后复发率较高,尤其有高危因素的患者,如年龄 ≥ 35 岁、肥胖、高血压、多发息肉(息肉数量 ≥ 2 个)、息肉较大、合并子宫内膜异位症和 / 或子宫腺肌病、多囊卵巢综合征、使用他莫昔芬及术后未应用孕激素药物治疗等。因此需要对子宫内膜息肉术后的患者进行个体化的综合管理和随访。

1. **育龄期无生育要求的患者**　子宫内膜息肉确切的发生机制目前尚不清楚,但有证据表明子宫内膜息肉是在雌激素刺激下生长,子宫内膜息肉中雌孕激素受体浓度高于正常子宫内膜。基于此,育龄期患者子宫内膜切除术后可以用药物预防子宫内膜息肉复发,尤其有高危因素的患者。目前常用的药物包括:复方口服避孕药、孕激素、左炔诺孕酮宫内缓释节育系统和促性腺激素释放激素激动剂(gonadotropin-releasing hormone agonist,GnRH-a)。药物选择需要根据患者的年龄、生育需求、息肉的病理类型,以及是否有高危因素进行单独和序贯治疗。

复方口服避孕药(combined oral contraceptive,COC):复合甾体激素类药物,含有低剂量雌激素和孕激素。COC 可以抑制排卵从而降低体内雌激素水平,其中含有的少量雌激素可以修复受损的子宫内膜,孕激素可以拮抗子宫内膜局部的高雌激素状态,抑制子宫内膜过度生长,恢复子宫内膜正常的生理环境,调整月经周期,减少子宫内膜息肉的复发。常用的药物如屈螺酮炔雌醇片、炔雌醇环丙孕酮片和去氧孕烯炔雌醇片等。

孕激素类药物:可拮抗雌激素对子宫内膜的促增殖作用,使子宫内膜进入分泌期,达到抑制息肉生长和预防复发的目的。目前常用的药物如地屈孕酮、微粒化黄体酮等。

左炔诺孕酮宫内缓释节育系统(levonorgestrel-releasing intrauterine system,LNG-IUS):其能在子宫腔内释放微量的左炔诺孕酮,可以抑制子宫内膜增生,使子宫内膜萎缩变薄,预防子宫内膜息肉复发。放置 LNG-IUS 与观察组比较 1 年复发率分别为 1.39% 和 6.19%,2 年复发率分别为 5.41% 和 19.23%。

宫腔镜下可以观察 LNG-IUS 位置。对于多发性子宫内膜息肉,或者合并有子宫腺肌病,容易复发或已有复发史的子宫内膜息肉患者,可以建议子宫内膜息肉切除术中同时放置;但应在术前充分告知,签署知情同意书后方可实施。如果子宫内膜息肉的宫腔镜下诊断可疑,也可以在病理诊断明确后的第 1 次月经来潮 7 天内放置。LNG-IUS 的主要不良反应为月经淋漓不尽和功能性卵巢囊肿,这些症状一般放置后 6 个月后可以缓解,也可以口服止血药物以减少阴道不规则出血的发生。

促性腺激素释放激素激动剂(GnRH-a):若患者合并子宫腺肌病和 / 或子宫内膜异位症,可以应用 GnRH-a

治疗。因其可引起低雌激素症状,用药期间可以反向添加。GnRH-a 一般应用 3~6 个周期,后续可以序贯孕激素、COC 或 LNG-IUS 进行长期管理预防子宫内膜息肉复发和控制子宫内膜异位症和 / 或子宫腺肌病进展。

2. 子宫内膜息肉术后生育指导 子宫内膜息肉可机械性堵塞输卵管开口,影响精子和受精卵的输送;息肉的炎性作用会干扰胚胎着床,造成不孕。任何大小的子宫内膜息肉经宫腔镜息肉切除术治疗后,均可改善自然受孕或辅助生殖技术的妊娠结局。

3. 绝经后子宫内膜息肉的管理 虽然大多数子宫内膜息肉是良性的,但子宫内膜息肉癌前病变发生率为 1%~3%,恶性病变发生率为 0.5%~5.4%,且多发生于年龄 > 60 岁、绝经后、存在异常子宫出血(包括绝经后出血)的患者。绝经后子宫内膜息肉应警惕子宫内膜息肉和子宫内膜恶变风险,病理检查结果异常者需积极关注并进一步手术治疗。

子宫内膜息肉术后病理为良性病变,可给予药物治疗预防复发或进行随诊观察。如伴有子宫内膜不典型增生的绝经前患者,建议进一步手术治疗,若患者拒绝,可口服高效孕激素 3 个月后再次行宫腔镜下子宫内膜评估,根据病理检查结果决定下一步治疗方案。合并癌前病变和恶变情况,无生育需求患者须积极手术治疗。

(朱颖军　王国云)

第二节　子宫黏膜下肌瘤

子宫黏膜下肌瘤（uterine submucos myoma,SUM）是子宫肌瘤中向宫腔方向生长的类型,其特点是生长于子宫黏膜下方,占所有子宫肌瘤的 5%~10%,多见于 30~50 岁的育龄期女性。大多数患有子宫肌瘤的女性没有明显症状,但部分患者会出现严重症状,包括异常子宫出血、贫血、不孕症、骨盆疼痛及压迫症状,如背痛、尿频、便秘。

子宫黏膜下肌瘤可单发或多发,根据其对宫腔的侵犯程度,国际妇产科联盟（International Federation of Gynecology and Obstetrics,FIGO）将其分为:0 型,有蒂黏膜下肌瘤;Ⅰ型,无蒂黏膜下肌瘤,向肌层扩展≤50%;Ⅱ型:无蒂黏膜下肌瘤,向肌层扩展 >50%。由于其特殊的生长位置,子宫黏膜下肌瘤对生育功能和月经影响显著,因此有症状患者、合并不孕或计划妊娠的女性通常需积极干预。宫腔镜下子宫肌瘤切除术（hysteroscopic myomectomy,HM）是子宫黏膜下肌瘤的一线微创手术治疗方式。

一、手术指征

1. 因黏膜下子宫肌瘤出现异常子宫出血、继发贫血、痛经、阴道分泌物增多、阴道排液等相应症状,或因子宫肌瘤导致不孕、流产等产科不良生育结局,要求保留子宫者。

2. 患者一般情况好,无心、脑、肺等严重并发症,无手术禁忌证,可耐受日间宫腔镜手术。

3. 0 型黏膜下肌瘤。

4. Ⅰ~Ⅱ型黏膜下肌瘤,肌瘤直径≤5.0cm。

5. Ⅲ型肌壁间肌瘤向子宫腔生长,肌瘤表面覆盖肌层组织≤0.5cm。

6. 各类脱入阴道的子宫或宫颈黏膜下肌瘤(注意与宫颈癌相鉴别)。

7. 子宫腔深度≤12cm。

8. 子宫体积<8~10 周妊娠。

9. 排除肌瘤恶变。

二、手术要点

1. 术前评估

(1) 充分考虑肌瘤的大小、位置、基底延伸、肌层深度、侧壁位置等因素,预测宫腔镜手术的复杂程度、不完全切除可能性、主要并发症的发生风险,如手术时间长、术中大出血及液体超负荷等。

(2) 各类脱入阴道的子宫肌瘤或宫颈黏膜下肌瘤,需注意与子宫颈癌相鉴别。需排除子宫肌瘤恶变或子宫内膜病变。

(3) 0~Ⅱ型黏膜下子宫肌瘤均可实行日间手术(2017年《子宫肌瘤的诊治专家共识》推荐≤5cm 者)。

（4）Ⅲ型子宫肌瘤凸向宫腔者可根据各日间中心具体情况进行日间宫腔镜治疗。

2. **术式选择**　术式包括宫腔镜下子宫黏膜下肌瘤电切术、宫腔镜子宫黏膜下肌瘤冷刀切除术。具体采取的手术方法需结合肌瘤大小、位置、分型、患者是否有生育要求、患者一般情况、手术设备、术者的手术经验等共同决策。

3. **手术切除要点**

（1）0型肌瘤：对于脱入阴道的子宫黏膜下肌瘤，在宫腔镜直视下切断肌瘤蒂部后取出。肌瘤体积较大或位于宫腔内，可切割缩小肌瘤体积后再取出，取出后酌情修整瘤腔并止血，减少术后出血的风险。宫腔镜组织去除系统因其视野清晰、手术时间短、学习曲线短等优势被推荐使用。

（2）Ⅰ~Ⅱ型肌瘤：切开瘤体包膜，准确找到肌瘤与周围正常组织的边界，使瘤体突向宫腔。术中可使用缩宫素、水分离、降低宫腔压力等方法使肌瘤向宫腔内移动，以便切除。操作过程中，需注意控制缩宫素的剂量和水分离的压力，避免对子宫造成过度刺激。切除过程中建议保留假包膜，以减少远期宫腔粘连和瘢痕破裂的风险。对于不突向宫腔的肌瘤不宜强行向肌壁内掏挖，将肌瘤切除至周围肌壁水平即可，残留部分可酌情进行二次手术，避免过度追求一次性完全切除而增加手术的风险和并发症的发生。建议手术中使用B超监测，提高手术安全性。

三、术后管理

1. **预防出血**　使用缩宫素或宫腔留置球囊压迫。球囊压力不宜过大,时间不宜过长,以避免损伤内膜,诱发感染。

2. **随访**　术后 1 个月需进行超声检查,评估手术效果。分期手术的患者,第二次手术建议在首次术后的 2 个月后进行。

3. **生育指导**　对于 0 型子宫黏膜下肌瘤,术中无肌层损伤者,可以不避孕。Ⅰ~Ⅱ型子宫黏膜下肌瘤术后可以根据肌瘤大小、手术创面大小,酌情延长避孕时间,至少避孕 3 个月。宫腔镜手术切除的Ⅲ型子宫肌瘤,建议适当延长避孕时间。宫腔镜手术治疗后的子宫黏膜下肌瘤患者妊娠前需行妇科超声评估内膜和子宫肌层恢复情况,行辅助生殖技术的患者建议单胚胎移植,妊娠期和分娩时关注胎盘位置和附着情况。

（吴晓梅）

| 第三节 | 剖宫产术后子宫瘢痕憩室 |

剖宫产术后子宫瘢痕憩室(cesarean scar diverticulum, CSD)又称为剖宫产术后子宫切口缺损(previous cesarean scar defect, PCSD),指剖宫产术后子宫切口愈合不良,瘢痕处肌层变薄,形成一个与宫腔相通的凹陷,导致部分患者出现一系列的临床相关症状。主要表现为异常子宫出血、不孕、慢性盆腔痛、经期腹痛等,其中异常子宫出血为最主要症状,表现为剖宫产术后月经复潮数月或数年后出现不能用其他妇科疾病解释的月经淋漓不净或月经间期异常出血,但一般月经周期正常。据统计,CSD的发病率高达 24%~84%。目前尚无统一规范的治疗方案,多基于临床症状、憩室残余肌层厚度及生育需求等选择不同的治疗方法,主要治疗方案有药物治疗和手术治疗。由于药物治疗后症状易反复,因此临床应用较少或仅作为术后治疗效果不佳的辅助治疗手段。手术治疗仍然是目前主要的治疗方式,包括宫腔镜、腹腔镜、阴式、开腹等多种手术方式,其中宫腔镜手术由于具有手术时间短、恢复快等特点,目前作为治疗 CSD 症状的主要手段,多为日间手术,因此需要规范该类疾病日间手术流程和管理。

一、术前评估

经阴道超声检查(transvaginal utrasonography, TVS)(图 2-1)是目前最简便、最常用的检查方法,最佳检查时机是在月经末期或有异常子宫出血时,测量数据应包括 CSD 相关径线(长度、深度、宽度)和残余肌层厚度(residual myometrial thickness, RMT)。关于 CSD 超声测量相关质控,2024 年《剖宫产术后子宫瘢痕憩室非孕期超声评估质量控制辽宁专家共识》提到当 TVS 提示缺损最大深度＞2mm，患者同时有相关临床症状，可诊断为 CSD；如果缺损最大深度＜2mm，患者没有临床症状可仅提示憩室样改变。当经阴道超声显示不清时，可行生理盐水灌注宫腔声学造影（saline infusion sonohysterography，SIS）（图 2-2）观察是否存在憩室，其检出率更高，但其操作复杂，有盆腔感染等并发症发生的风险，如行该项检查需知情告知。目前临床最常用于诊断的无创检查方法是经阴道超声，或病情复杂时行盆腔磁共振成像（magnetic resonance imaging，MRI）（图 2-3）。通过对 CSD 患者子宫进行矢状位扫描确认缺损位置，即使对于无异常子宫出血症状的患者也能起到很好的诊断作用，但其检查价格较高，限制了其在临床普遍使用。宫腔镜既是临床处理 CSD 主要的手术方式，也是诊断 CSD 的金标准，但是无法对 CSD 相关径线做出精确测量（图 2-4）。

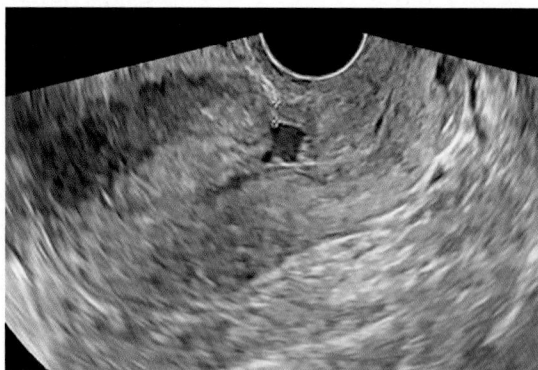

图 2-1　超声检查

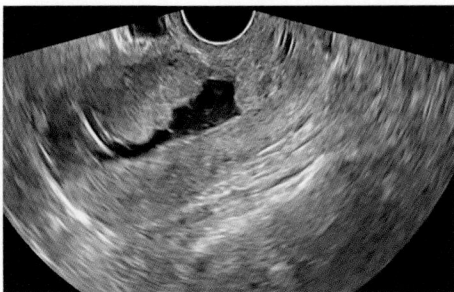

图 2-2 生理盐水灌注宫腔声学造影

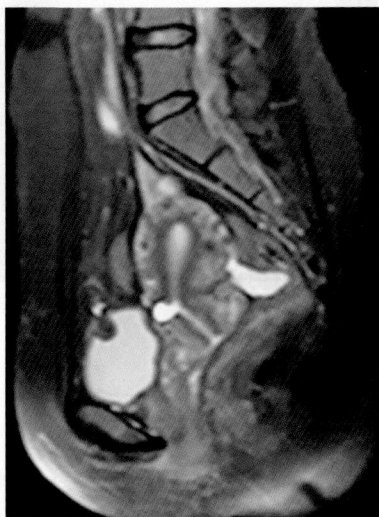

图 2-3 盆腔 MRI

目前对于 CSD 的分型尚无统一标准。Rupa 等以瘢痕处残余肌层厚度与邻近肌层厚度的比例来定义 CSD 的缺损程度,≤ 50% 视为严重缺损;Kulshrestha 等直接以残余肌层厚度作为标准,将经阴道超声提示厚度 ≤ 2.2mm

或生理盐水灌注宫腔声学造影提示残余肌层厚度≤2.5mm
的憩室定义为严重缺损;Tower 等结合病史和憩室相关
测量径线对 CSD 进行分型,根据不同分数分为轻度、中
度、重度。虽然目前分型方法很多,但尚无针对不同分
型进行个体化治疗的方案,常以 RMT 为标准选择治疗
方法。

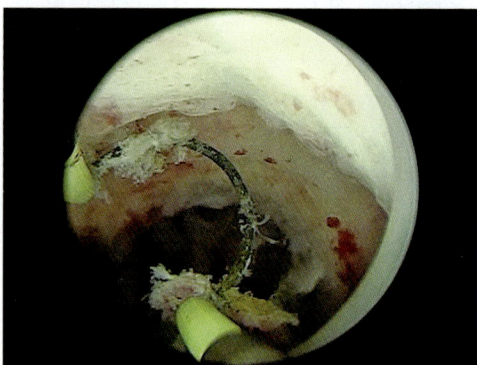

图 2-4　宫腔镜

二、手术指征

宫腔镜手术处理 CSD 的优点为手术创伤小、术后恢
复快,因此可进行日间手术管理。手术通过切除憩室下
壁组织及电凝破坏憩室内膜达到改善症状的目的,术中
可同时诊断和治疗子宫内膜病变,包括子宫内膜息肉、子
宫内膜增生等,主要手术指征包括:①有异常子宫出血、
不孕等症状的 CSD,且该症状不能用其他妇科疾病进行
解释;②残余肌层厚度≥3mm;③既往药物治疗效果不佳。

目前对于残余肌层厚度的界定有争议,部分研究提示 RMT < 3mm 时,宫腔镜手术过程中膀胱损伤、子宫穿孔等并发症的风险增加,该类患者多需行憩室修补术。因此宫腔镜手术的适应证为 RMT ≥ 3mm,该界定值也是《剖宫产术后子宫瘢痕憩室诊治专家共识》推荐的数值范围,待大样本研究后对 RMT 的界定值进一步探讨。

三、手术要点

1. 术前准确评估 CSD 大小,尤其是残余肌层厚度,结合影像学检查结果来选择个体化的治疗方案。术前应与患者做好充分沟通、知情告知,手术切除憩室下壁和电凝憩室内增生血管与内膜,术后临床症状仍有持续存在的可能。

2. 术中操作时镜体进入宫腔后先全面探查宫腔和宫颈管,记录宫腔形态、子宫内膜状态、输卵管开口情况、宫腔内有无占位病变,重点评估憩室大小(可通过电切割环的大小估测 CSD 的长度、宽度、深度),另需记录憩室中的内膜有无增厚和异常增生的血管等,完整评估后开始手术。

3. 首先采用环状电极切除憩室下缘瘢痕组织,去除阻碍经血引流的增生结构,以充分暴露憩室顶部和两侧为宜;完整暴露憩室全貌后可继续使用环状电极或球形电极处理内膜组织,注意电凝区域为憩室内,尤其避免两侧区域遗漏。操作过程中建议联合超声实时监测憩室前壁浆膜的完整性,如有子宫穿孔可及时发现并处理。

4. 宫腔镜手术后因未改变前壁残余肌层厚度,因此影像学检查不应作为术后临床疗效的评估标准,应以与CSD 相关临床症状的改善为标准,建议参考如下:①与CSD 相关的临床症状消失,为治愈;②与 CSD 相关的临床症状较前明显改善,为好转;③与 CSD 相关的临床症状较前无改变,为无效。Al Mutairi 等一项包括 18 项研究的 Meta 分析显示宫腔镜手术后 CSD 症状缓解率可达78.83%,总体妊娠率为 69.77%,说明宫腔镜手术对于异常子宫出血和不孕症均有很好的改善作用。

四、术后管理

1. **术后观察指标** 术后观察阴道流血和排尿情况,如出现大量阴道流血、血尿等症状,需警惕子宫穿孔可能。

2. **术后辅助治疗** 宫腔镜术后症状改善不明显的患者,可选择药物治疗,主要为复方短效口服避孕药、LNG-IUS、中药等。复方短效口服避孕药修复 CSD 的可能机制是促进憩室内异位内膜的蜕膜化和萎缩,减少异常出血,但停药后 CSD 相关症状易复发,限制了其作为长期管理的治疗方案。LNG-IUS 通过在宫腔内释放一定量的孕激素抑制子宫内膜生长,从而达到缓解异常子宫出血的目的,但是部分患者在放置 LNG-IUS 后会出现阴道点滴出血的副作用,因此需做好知情告知。如以上方案均不理想,亦可考虑行憩室修补术,但需告知患者手术后瘢痕愈合存在不确定性,仍有临床症状恢复不理想的可能。

3. **术后妊娠时机** CSD 宫腔镜手术的患者,由于子宫壁完整性未被破坏,相较于憩室修复术可适当缩短术后避孕时间,一般术后 6 个月可酌情计划妊娠。再次妊娠时应早期行超声检查,除外剖宫产瘢痕部位妊娠(cesarean scar pregnancy,CSP),一旦诊断 CSP,应及时终止妊娠;对于正常妊娠患者,需充分告知妊娠期风险,加强妊娠期监测,如有子宫破裂征兆及时就诊。分娩方式也应充分评估,以减少不良事件的发生。目前认为 CSD不是阴道分娩的绝对禁忌证,但多数学者仍认为应选择择期剖宫产术作为分娩方式。

CSD 作为剖宫产术后的远期并发症之一,对后续妊娠会有一定的影响。有剖宫产史的育龄期女性,当合并有相关的临床症状时,需要积极处理。再妊娠时应特别关注并早期进行超声检查,妊娠期也需动态监测。宫腔镜手术是目前主要的治疗手段之一,临床治疗效果明显,且手术创伤小,对于符合宫腔镜手术适应证的 CSD 患者,可采用日间手术进行管理,但需关注其术后恢复情况和远期效果。

(杨　清　哈春芳)

第四节　宫腔粘连

宫腔粘连(intrauterine adhesion,IUA),又称为阿谢曼综合征(Asherman syndrome),是一种由宫腔操作、宫腔感

染及子宫内膜血流低灌注等多种因素介导的子宫内膜损伤性疾病。各种因素导致子宫内膜基底层受损破坏,子宫内膜纤维瘢痕化及宫腔形态破坏。临床表现主要包括月经量减少、闭经、不孕症、反复流产,以及周期性腹痛等症状。

一、手术指征

1. 有生育要求者

(1) 不孕症:IUA 将会导致正常子宫内膜组织减少,中度或重度患者正常组织更少,异常子宫内膜组织会影响受精卵的正常着床和后续的胎盘发育,从而导致不孕,此时应考虑手术治疗。

(2) 反复流产:IUA 对子宫内膜容受性、子宫动脉供血 / 供氧均有不良影响,致使胚胎着床困难,从而导致流产。对于这类患者,IUA 分离术已被证明可以提高妊娠成功率,尤其是轻度至中度宫腔粘连。研究显示,轻度宫腔粘连的女性手术后妊娠成功率可达到 50% 以上。然而,对于重度宫腔粘连的患者,成功率可能较低,约为30%。术后积极的治疗和良好的生活习惯对于提高妊娠率至关重要。

2. 无生育要求但症状严重 子宫内膜损伤致宫颈粘连或宫腔粘连造成的积血、疼痛、闭经等相关临床症状。

(1) 周期性腹痛:宫腔粘连可导致子宫内膜的堆积和阻塞,内膜蠕动受阻,经血聚集在子宫内无法排出引起腹痛,症状严重者可考虑手术治疗。

（2）闭经或月经量极少：宫腔粘连引起闭经或月经量极少等症状，若患者强烈要求改善症状，可酌情手术治疗。

二、手术要点

目前，宫腔镜宫腔粘连分离术（transcervical resection of adhesion，TCRA）是治疗宫腔粘连（IUA）的首选方法，其成功率在 80%~90%。对于中、重度 IUA 进行宫腔粘连子宫腔整复手术建议在三级及以上医院实施，手术医生应具有三级和四级宫腔镜手术资质。初次 TCRA 应遵循的原则包括重建并恢复子宫腔解剖学形态，去除粘连瘢痕组织，保护残留子宫内膜。术式包括机械分离法（微型剪刀、微型分离钳等）、能量介入分离法（单极和双极针形、环形电极），二者亦被称为"无能量"手术和"能量"手术。无能量器械可以避免能量对瘢痕周围正常子宫内膜的电热效应和损伤、减少创面渗出、降低术后再粘连形成风险，术后可以根据指南采用合适的防粘连措施。理论上，双极电路循环可能对组织产生更小的电热效应。

1. 宫腔镜直视下（阴道内镜）判断和定位粘连的部位、性质、范围，以及是否累及子宫角部与输卵管开口状态，制订个体化手术方案和术后综合管理措施。在宫腔镜直视下分离粘连，避免子宫肌层损伤和子宫穿孔，识别和保护残留内膜组织。

2. 处理宫腔侧壁和前后壁的粘连瘢痕组织时，可沿子宫长轴使用针状电极进行划开操作；若需进一步处理，则采用环形电极进行电切,切除瘢痕组织并扩大宫腔容积;在此过程中,务必谨慎操作,以保护正常的内膜组织不受损伤。冷刀宫腔粘连分离术原则同上;术中可能有出血风险,应及时电凝止血。

3. 对于宫底和宫角部的粘连,需采用针状电极进行横向和放射状的划开操作,以确保宫底被完全打开,并同时切割向宫角处移行的粘连组织,力求双侧宫角得到最大限度地打开。

4. 分离粘连至双侧子宫角部时,循着有内膜分布的间隙进行分离,逐渐暴露输卵管开口,并以开口部位为重要解剖学标志向周围放射状分离粘连,直至恢复子宫角部的解剖学形态。

5. 粘连分离术完成后,须在宫腔内放置生物胶类材料或宫腔内支架,以有效预防再粘连的发生。

6. 酌情选择 B 超监测或腹腔镜监护,可有效减少子宫穿孔并发症的发生,腹腔镜监护可以及时发现并处理子宫穿孔。

三、手术记录

1. 描述宫腔镜下宫颈管和宫腔形态、粘连部位、面积、性质,以及内膜情况,并评估粘连程度(表 2-1)。术中合并子宫内膜息肉、子宫黏膜下肌瘤、子宫纵隔及子宫内膜炎等分别进行记录。宫腔镜直视下内膜活检进行组织病理检查,酌情进行 CD38、CD138 免疫组织化学检测。

2. 手术分离粘连的方法(无能量器械、能量器械；单、双极)，分离后的宫腔形态、内膜、两侧宫角、输卵管开口情况。

3. 术后预防再粘连措施,如宫腔内支架、生物胶类材料等,计划复诊及再次评估时间。

表 2-1　1988 年美国生育协会宫腔粘连分类评分标准

评估项目	标准描述	评分 / 分
累及宫腔范围	< 1/3	1
	1/3~2/3	2
	> 2/3	4
粘连类型	菲薄	1
	菲薄和致密	2
	致密	4
月经模式	正常月经	0
	月经过少	2
	闭经	4

注:预后分级, Ⅰ级(轻度)1~4 分; Ⅱ级(中度)5~8 分; Ⅲ级(重度)9~12 分。

四、术后管理

宫腔镜宫腔粘连分离术尽可能恢复宫腔正常形态、容积及功能,根据中华医学会妇产科学分会发布的《宫腔粘连临床诊疗中国专家共识》,TCRA 后宫腔再粘连率高达 30%~62.5%。大量文献报道,轻、中度宫腔粘连 TCRA 术后发生再粘连率为 30%,重度 IUA 则高达 62.5%;术后妊娠成功率仅为 22.5%~33.3%。因此,为预防 IUA 复发并改善生殖预后,TCRA 后应及时采取适宜的子宫内膜修复措施。

1. 促进子宫内膜再生修复

（1）雌激素:TCRA 后采用雌激素辅助治疗是目前公认的子宫内膜修复方法。戊酸雌二醇或 17β 雌二醇 1~2mg/d 或其他等效激素制剂治疗,连续用药 21~24 天,后 7~14 天加用孕激素,治疗时限 2~3 周期(不超过 6 个月)。也可采用子宫药物支架,局部释放雌激素,利于内膜生长。

（2）生物制剂治疗:主要有干细胞、富血小板血浆、羊膜移植等,给药方式包括宫内灌注、宫内局部注射或与宫腔球囊配合使用等。

（3）再次评估:术后 2~3 个月进行宫腔形态的再次评估,明确宫腔的具体形态、评估子宫内膜的修复状况,并排查可能影响妊娠的子宫输卵管因素,从而为后续选择合适的助孕方式提供科学依据。

2. 生育指导

多学科诊疗模式,结合患者夫妻双方客观生理条件及其生育意愿,遵循个体化的原则,为术后患者提供自然受孕、人工授精及体外受精 - 胚胎移植(in vitro fertilization-embryo transfer,IVF-ET)等助孕方案。

（1）轻度 IUA,未合并子宫腔以外的不孕原因和男方因素时,可尝试自然受孕;伴有子宫腔以外的因素时应及早行辅助生殖技术治疗。

（2）中、重度 IUA 治疗后子宫内膜厚度(增殖晚期)达到 7mm 以上时,可考虑辅助生殖技术治疗。

（3）根据患者夫妻双方情况积极选择助孕方式，应尽量缩短宫腔粘连术后成功妊娠的时间，力求在宫腔粘连复发之前实现妊娠；适当放宽 IVF-ET 助孕指征，同时使用外源性的孕激素、雌激素等助孕，辅以中医药等促子宫内膜修复，有助于提高 IUA 患者术后的总体活产率。

（马俊旗　符　淳）

第五节　妊娠胚物残留

妊娠胚物残留（retained products of conception，RPOC）是指流产、胚胎停育或分娩后残留在子宫腔内的胎盘和 / 或胎儿组织，其足月产发生率为 1%，自然妊娠或人工流产发生率为 6%，药物流产发生率为 15%。近期并发症主要表现为术后不规则阴道流血、腹痛、发热、闭经等，远期严重者可出现月经紊乱、残留组织机化、宫内感染等，最终导致宫腔粘连、继发不孕等，极大影响了女性的生殖健康和生育能力。

一、手术指征

患者血流动力学稳定、子宫小于妊娠 10 周大小或宫腔深度＜ 12cm、超声提示残留物血运不丰富，方可考虑日间手术,避免哺乳期手术。

1. **盆腔超声多次提示宫内妊娠胚物残留** 通过超声检查多次确认宫腔内有明显的妊娠胚物组织残留,且可能影响子宫的正常收缩或导致其他并发症时,手术干预是常见的治疗手段。

2. **药物治疗无效** 药物保守治疗时间长、效果差,组织机化或残留组织血流不丰富;宫内胚物残留经保守治疗(如使用宫缩剂、米非司酮、中药、GnRH-a 等)无效,残留物未自行排出;需考虑手术清除。

3. **宫腔残留组织部位隐蔽** 如宫角处或隐匿的边缘性剖宫产切口妊娠胚物残留,清宫术很难完全清除干净,术后仍有残留或大量出血的可能。

4. 清宫术后仍有组织残留并机化。

二、手术要点

1. 手术前必须特别关注操作的安全性、有效性,以及防止并发症。目前以宫腔镜手术为主,通过宫腔镜手术可以确认宫腔内残留物的位置、大小、性质(如胎盘组织、胚胎组织等),以及数量。妊娠胚物的大小是独立的危险因素:胚物< 3cm,行一期手术;胚物 3~5cm,经验丰富的医师可行一期手术;胚物> 5cm,可分次手术。术中超声监测,降低膨宫压力预防 TURP 综合征,必要时术中应用促进子宫收缩药物,预防术中并发症。

2. 手术器械包括宫腔镜直视下"冷刀"器械、双极或等离子电切镜、宫腔镜组织去除系统等,在准确定位后彻底去除残留妊娠胚物组织,同时检查子宫内膜的完整性。宫腔镜检查定位,用"冷"器械来抓取组织,用"推"的技巧,先推后切,多推少切,用不带电的电切环来分离RPOC组织和子宫肌层,合并宫腔粘连或子宫纵隔时,先清除障碍物。特殊类型的RPOC如妊娠胚物残留于剖宫产瘢痕憩室中,只需将其切至与憩室边缘平齐可以残留一些组织,期待自然吸收或在下一个月经周期自然排出。

3. 掌握好宫腔镜治疗的时机,患者血流动力学稳定,子宫小于妊娠10周大小或宫腔深度<12cm,避免哺乳期手术,超声提示残留物血运不丰富。影像学提示子宫动静脉瘘,目前被公认定义为子宫肌层血管分布增强(enhanced myometrial vasculanity,EMV),必须进行3~6个月的药物杀胚胎、关闭血管床,血流明显降低方可实施手术。

4. 对于有生育需求的女性要特别注重保护子宫内膜及生育力。手术器械推荐首选宫腔镜组织去除系统(HTRS)和冷刀,手术过程中避免损伤子宫内膜基底层,尽量减少吸宫和刮宫操作,同时利用超声进行引导。胎盘植入时,需明确胎盘边界,以防误切内膜。

5. 对于术前血HCG较高,彩超提示血流丰富,考虑宫内妊娠胚物残留活性高、处理宫内妊娠胚物残留存在大出血风险较高时,要积极和患者及家属沟通,术前给予口服米非司酮等药物治疗,必要时子宫动脉介入栓塞后,再进一步实施手术。

6. 手术结束后,对于子宫收缩较差的,要及时给予缩宫素静脉滴注或肌内注射,对子宫收缩仍然不良者,要给予宫腔内球囊压迫和止血药物。

三、手术记录

1. 描述术中探查所见宫腔形态,妊娠胚物残留的位置、大小、类型(例如胎盘组织、胚胎组织)及数量,手术结束时宫腔的形态恢复、残留胚物大小变化及内膜状况。

2. 记录所用器械和操作过程,记录手术中超声监测下子宫形态术前及术后变化,内膜线清晰度。

3. 记录手术时间和出血量。

四、术后管理

1. 疾病预防管理

(1) 密切监测 HCG 至正常水平。

(2) 宫内妊娠胚物残留去除术后,预防宫腔粘连发生,应用人工周期促进子宫内膜生长。

(3) 浸润型 RPOC 要行宫腔镜再次探查。

2. 生育指导

(1) 术后指导患者采取有效避孕措施,并明确告知其再次妊娠时可能面临的胎盘异常风险。

(2) 有生育要求的患者,建议宫内妊娠胚物残留去除术后 3 个月复查决定妊娠时机,应根据病情在专科医生指导下备孕,如果合并子宫内膜炎建议积极治疗。育龄期短期内无生育要求患者的长期管理可服用 COC;建议连续用药 3~6 个月,并超声随访治疗效果。

（3）RPOC 术后宫腔粘连发生率较高，建议定期进行阴道超声或三维超声检查以早期发现宫腔粘连。

（冯力民　王烈宏）

第六节　子宫内膜增生性病变

子宫内膜增生（endometrial hyperplasia，EH）定义为子宫内膜增生程度超出正常增殖期范畴，分为子宫内膜增生不伴不典型增生和子宫内膜不典型增生两类（图 2-5）。子宫内膜增生是常见的妇科疾病之一，表现为子宫内膜腺体与间质比例增高。EH 有发展为子宫内膜癌（endometrial carcinoma，EC）潜在风险，尤其是子宫内膜不典型增生（atypical endometrial hyperplasia，AH）被认为是 EC 的癌前病变。长期无孕激素保护的雌激素暴露是子宫内膜增生的主要发病机制，相关高危因素包括生殖内分泌相关因素、医源性因素、代谢相关疾病、合并分泌性激素肿瘤及遗传因素等。异常子宫出血是子宫内膜增生最常见的临床表现，绝经前患者主要表现为月经周期频率、规律性、经量和 / 或经期的改变，或经间期出血；绝经患者主要表现为绝经后出血。也有部分患者并无临床症状，因超声检查提示子宫内膜增厚、回声不均或宫腔占位等异常而手术病理诊断子宫内膜增生。

61

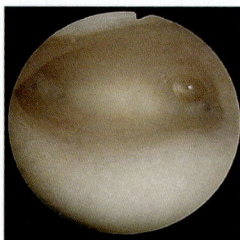

A. 子宫内膜无异常

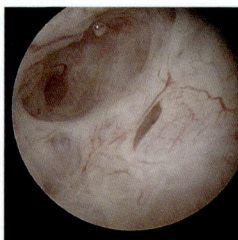

B. 子宫内膜增生不伴不典型增生

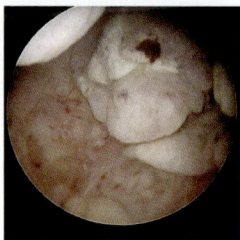

C. 子宫内膜不典型增生

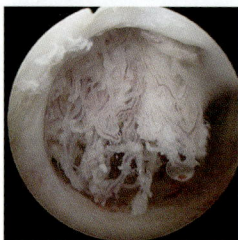

D. 子宫内膜癌

图 2-5　子宫内膜病变

　　异常子宫出血或宫腔占位,结合高危因素评估和辅助检查高度怀疑内膜病变者,应通过内膜活检明确诊断。子宫内膜活检技术包括子宫内膜取样器活检、诊断性刮宫,以及宫腔镜下定位活检术等多种方法,本节将重点探讨宫腔镜下定位活检术。

一、手术指征

　　1. 不孕症、反复妊娠丢失、生育能力低下、反复移植失败及辅助生殖技术前子宫腔评估。

　　2. 绝经前和绝经后异常子宫出血。

　　3. 子宫内膜癌保留生育功能治疗过程中的内膜评估。

二、手术要点

手术技术包括宫腔镜下定位活检术、宫腔镜辅助下诊刮术、宫腔镜下定位活检联合诊刮术。宫腔镜定位活检因使用器械不同，可分为点活检、抓取活检及片状活检等。为确保获取足够量的组织样本，需根据个体情况选择合适的活检器械进行活检。

对于不孕症、有生育需求的育龄期异常子宫出血患者，宫腔镜下内膜形态无癌变倾向者，应注重保护子宫内膜和生育力，手术器械推荐首选活检钳或有齿抓钳，宫腔镜直视下进行子宫内膜定位活检术，最常用点活检或抓取活检，对可疑病变部位进行定位活检和多点活检。手术过程中应注意避免损伤子宫内膜下方的子宫肌层，避免刺激肌层神经纤维，从而减轻患者疼痛。

对于无生育需求和围绝经期无子宫内膜癌变高危因素的异常子宫出血患者，宫腔镜评估宫腔和子宫内膜形态无癌变迹象后，应行宫腔镜辅助的诊断性刮宫术，以达到止血和明确病因的目的。

对于绝经后出血、宫腔占位、合并宫颈或宫颈管病变等可疑内膜癌变的患者，宫腔镜直视下子宫内膜活检可检视宫腔病灶的形态、部位、大小，观察宫颈管受累情况，可联合分段诊刮，提高 EC 术前病理诊断准确率。尽管有研究显示宫腔镜检查可能会增加子宫内膜癌患者腹腔细胞的阳性率，但预后无明显差别。也有研究表明，手术中保持宫腔压力 80~100mmHg，不会增加腹腔细胞学阳性率;目前宫腔镜保持低宫腔压力是否会引起腹腔细胞学阳性尚有争议。

对于希望保留生育力的可疑早期 EC 患者,宫腔镜下可精准定位活检,经 5Fr 的双极电切病变处的可疑病灶和浅肌层(即片状活检),可评估病变浸润子宫肌层的深度和范围,用于病变分期。另外,对于围绝经期或绝经后子宫内膜萎缩、可疑 AH 或标本不足以明确诊断肿瘤类型和分级时,宫腔镜下片状活检可获取适当数量组织,提高诊断率。

三、手术记录

1. 详细描述子宫腔内膜的形态特征、病变的具体形态(如息肉状、乳头状宫腔赘生物,息肉样、结节状或混合型生长模式等),病变的部位、范围及大小,病变质地,是否存在坏死灶、异形血管等,同时记录子宫颈管是否受累。

2. 记录所使用的器械、具体的操作步骤,以及所采用的活检技术。

3. 记录手术时间和术中出血量。

4. 记录病理标本的取材部位,特殊情况需额外进行免疫组织化学、分子分型等病理诊断。

四、术后管理

1. **疾病预防管理**　子宫内膜活检术后需根据患者具体情况和术后病理结果进行综合、个体化管理。积极预防导致子宫内膜病变的高危因素,如多囊卵巢综合征、肥胖、糖尿病等疾病；避免长期使用单一雌激素替代治疗；指导健康的生活和饮食方式，适当减重；根据患者生育需求指导妊娠并制订随访计划。

（1）有生育要求患者的术后管理

1）子宫内膜无异常：后半周期孕激素疗法，地屈孕酮10~20mg/d，共10~14天；微粒化黄体酮200~300mg/d，共10~14天。

生育指导：对于术后有生育需求的患者，建议宫腔镜术后尽快妊娠。若患者经过多次尝试自然受孕仍未成功，则建议进行辅助生殖技术助孕。

2）子宫内膜增生不伴不典型增生：治疗的基本思路为先转化子宫内膜，再调整月经周期。对于有生育需求的患者，监测排卵积极备孕，如存在潜在其他不孕因素，建议积极应用辅助生殖技术助孕；完成生育后纳入长期管理。孕激素治疗期间至少每6个月做一次内膜组织学评估。合并代谢异常等高危因素的不孕患者在治疗初期即启动多学科联合下的全周期管理，直到完成生育后的长期管理。

3）子宫内膜不典型增生：对希望保持生育能力的患者，在充分告知风险知情同意、全面评估后采取药物治疗。首选宫内左炔诺孕酮宫内缓释节育系统（LNG-IUS）保守治疗。可考虑口服醋酸甲地孕酮160~320mg/d；或口服醋酸甲羟孕酮500mg/d。治疗期间每3个月进行1次子宫内膜病理评估。即使在没有代谢综合征的情况下也可以用二甲双胍来增加治疗效果。完全缓解后尽快妊娠，推荐辅助生殖技术治疗。

4）子宫内膜癌：经过全面评估，符合生育条件的患者须在治疗前咨询生殖专家，并根据情况接受遗传咨询或进行基因检测。国际妇产科联盟（International Federation of Gynecology and Obstetrics，FIGO）分期为 IA 期、G1 级子宫内膜样癌患者，排除妊娠禁忌证和药物治疗禁忌证后，结合病理分子分型综合评估筛选其是否符合保留生育能力的适应证。治疗前需明确排除妊娠。孕激素是子宫内膜癌患者保留生育功能的主要治疗方法，可选择醋酸甲地孕酮（160~320mg/d）、醋酸甲羟孕酮（250~500mg/d），持续治疗 3 个月后进行评估；如有口服孕激素禁忌、口服孕激素治疗失败、肥胖患者可选择 3.75mg 促性腺激素释放激素激动剂（GnRH-a），每 4 周 1 次，常联合 LNG-IUS、芳香化酶抑制剂（来曲唑 2.5mg/d）+LNG-IUS 治疗，并进行体重管理和生活方式调整。

（2）无生育要求患者的术后管理

1）子宫内膜无异常：LNG-IUS，适用于已完成生育或近期无生育要求的患者。对于无恶变高危因素的患者，若宫腔镜检查显示内膜形态正常，可考虑在术中立即放置 LNG-IUS，避免二次手术，同时降低术后复发率和不良反应发生率。LNG-IUS 局部用药，全身不良反应低、无须每天服药，依从性更好。

短效复方口服避孕药（combined oral contraceptive，COC）适用于育龄期短期内无生育要求的患者。

孕激素治疗方案包括：①后半周期孕激素治疗，适用于育龄期且有生育需求、围绝经期、COC 禁忌者。具体用法为地屈孕酮 10~20mg/d,共 10~14 天;微粒化黄体酮 200~300mg/d,共 10~14 天;醋酸甲羟孕酮 10~20mg/d,共 10~14 天。②全周期孕激素治疗:月经第 5 天开始,或者术后立即开始,口服黄体酮胶囊 200mg/d;或地屈孕酮 10mg/ 次,2 次 /d。建议仅连续用药 3~6 个月,并采用超声随访治疗效果(包括子宫内膜的厚度)。

2) 子宫内膜增生不伴不典型增生:LNG-IUS 作为治疗不伴不典型增生的首选方案,相较于口服孕激素疗效更好,同时不良反应也更低。口服孕激素适用于存在 LNG-IUS 禁忌或者不接受 LNG-IUS 的患者。具体治疗方案包括:醋酸甲羟孕酮 10~20mg/d;醋酸甲地孕酮 40mg/d;地屈孕酮 10mg/ 次,2 次 /d;炔诺酮 15mg/d;黄体酮 200~300mg/d。

拒绝药物治疗者、随访不便者、依从性较差者或持续异常子宫出血者可考虑子宫全切术,原则上不推荐子宫内膜切除术。

3) 子宫内膜不典型增生:首选筋膜外子宫全切术。绝经后患者为全子宫 + 双侧输卵管、卵巢切除术,绝经前为全子宫 + 双侧输卵管切除术,卵巢的切除与否需根据个体具体情况决定。

4) 子宫内膜癌:建议进行分子分型检测,并根据分型结果来制订后续的治疗计划。术式可选择筋膜外全子宫切除 + 前哨淋巴结切除术。其中年龄 < 45 岁的低级别子宫内膜样癌、子宫肌层浸润 < 1/2、术前检查和术中评估无

卵巢受累和子宫外转移证据的绝经前患者,可考虑保留卵巢,但应切除双侧输卵管。

2. **生育指导** 术后有生育需求的患者应根据病情在专科医生指导下备孕。大多数子宫内膜活检术后无异常的患者在术后月经来潮后就可以正常备孕,并不需要特别的避孕间隔。若存在子宫内膜病变,则需依据术后病理检查结果进行针对性治疗,待内膜病变得到有效缓解后再考虑备孕。

(刘淑娟　周　颖)

第七节　生殖器官发育异常

一、子宫纵隔

子宫纵隔是由于胚胎时期双侧副中肾管吸收障碍造成的子宫解剖学异常,是最常见的女性生殖器官畸形,占所有子宫畸形的 35%。在美国生殖医学会(American Society for Reproductive Medicine,ASRM)分类方法中为第Ⅵ类,在欧洲人类生殖和胚胎学协会(the European Society of Human Reproduction and Emblyology,ESHRE)和欧洲妇科内镜学会(European Society for Gynecological Endoscopy,ESGE)分类方法中为 U2。子宫纵隔自宫底至宫颈内口或外口为完全纵隔,子宫纵隔自宫底至宫颈内口以上为不全纵隔,20%~25%的子宫纵隔患者合并有阴道纵隔(图2-6)。子宫纵隔患者可能有不良的生育结局,如流产、早产、胎位异常或胎儿发育异常等。

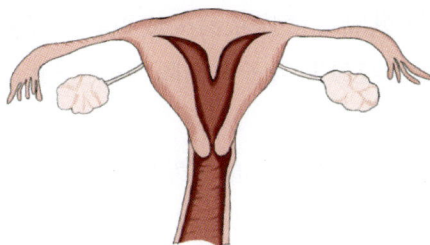

A. 不全纵隔

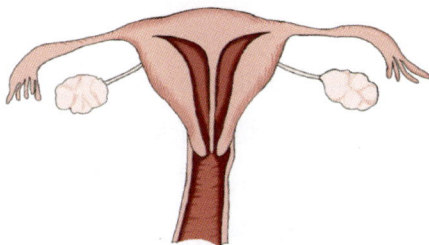

B. 完全纵隔

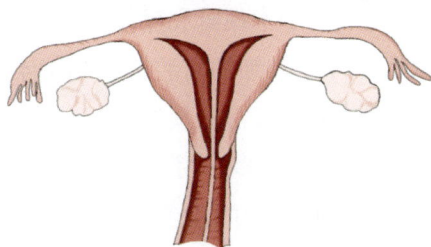

C. 完全纵隔合并阴道纵隔

图2-6 纵隔子宫分型

（一）手术指征

手术治疗子宫纵隔的适应证是临床讨论最为激烈的话题，不是所有的子宫纵隔患者都需要治疗；绝大部分学者认为反复流产是手术的主要指征。另外，畸形常与痛经有关，去除纵隔可使症状消失或减轻。子宫纵隔的手术适应证为已经诊断为子宫纵隔畸形，合并以下症状之一者：

1. 由于子宫纵隔引起的复发性流产。

2. 合并不孕症的子宫纵隔并排除其他不孕因素。

3. 有痛经或宫腔积血。

（二）手术要点

宫腔镜下子宫纵隔切除术（transcervical resection of septum，TCRS）通过宫腔镜切开和 / 或切除纵隔组织，恢复子宫腔正常解剖学形态，已广泛应用于临床以改善患者的生育力及不良妊娠结局。

1. 手术时机选择月经干净后近期手术，避免狭小宫腔内增厚的内膜影响手术视野和操作。

2. 尽量选择外径较细的宫腔镜以利于手术操作，如术前评估置镜困难需进行宫颈预处理。

3. 子宫纵隔手术中，多采用超声监测确保安全；对于疑难病例或合并盆腔病变的患者，可考虑采用腹腔镜联合宫腔镜手术。

4. 手术器械多采用针状或环形电极，也可使用剪刀。

在手术过程中注意沿纵隔中线切开或剪开,不要偏向子宫前后壁,以免损伤肌层、引起出血和后续宫腔粘连。

5. 完全纵隔如延至宫颈外口、两侧宫腔无交通支,可在一侧宫腔下段放置福莱导尿管球囊作指引,宫腔镜置入另一侧宫腔辨别并切开隔板;宫颈管内纵隔无须切除;阴道纵隔如不影响患者性生活或手术,也无须处理(图 2-7)。

6. 在利用宫腔镜进行纵隔切开或剪开操作至子宫底部时,务必仔细区分纵隔组织与子宫肌层的界限,避免损伤正常的子宫肌壁组织。可结合腹部超声测量或腹腔镜下透光试验来判断宫底肌层厚度、并作为手术结束的判断指标。该手术最应注意的是何时停止对纵隔的切除,以避免子宫穿孔或术后粘连及妊娠子宫破裂的发生。

7. 手术结束前应降低宫腔压力,观察创面有无活动性出血。对于切开创面有活动性出血时,酌情精准电凝止血。

8. 手术完成后,宫腔可放置生物胶类材料、宫腔内球囊等预防粘连的发生。

(三) 手术记录

1. 描述手术时间、麻醉方式、术中膨宫液用量及负欠量、出血量。

2. 描述宫腔的整体情况,包括子宫纵隔的长度和宽度,宫颈与阴道是否存在发育异常。同时,记录术中情况,如是否合并子宫内膜息肉、慢性子宫内膜炎或宫腔粘连等。

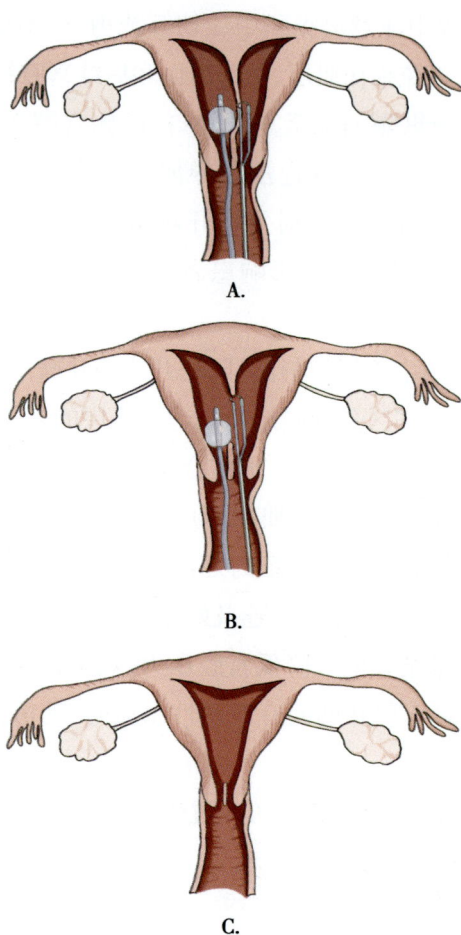

图 2-7　宫腔镜下子宫纵隔切除术

A. 在一侧宫腔下段放置福莱导尿管球囊作指引,另一侧宫腔置入宫腔镜辨别隔板;B. 环形电极沿纵隔中线切开隔板,无须切除宫颈管内纵隔;C. 宫腔镜切除子宫纵隔术后。

3. 记录手术过程中所使用的器械和操作过程,术后宫腔的整体情况,包括宫腔形态、内膜状态、两侧宫角情况及输卵管开口的可见度。

4. 记录术后宫腔内所使用的耗材种类，如宫内球囊的放置情况、防粘连生物胶的应用等。

（四）术后管理

1. **疾病预防管理**　术后可使用雌激素辅助治疗修复子宫内膜。宫内放置球囊支架或生物胶预防宫腔粘连的发生，但证据有限，需进一步研究。目前尚无足够的证据支持术后常规使用口服雌激素、宫内放置球囊、宫内节育器或宫内注射凝胶预防纵隔切除术后的宫腔粘连，建议临床谨慎选择。

TCRS 术后 1~2 个月建议宫腔镜复查以评估宫腔恢复情况，明确宫腔形态、子宫内膜修复状态、有无残余纵隔，如有宫腔粘连和残余纵隔可同时治疗；< 1cm 的残余纵隔可不给予处理。

2. **生育指导**　对子宫纵隔等子宫畸形患者矫正术后的生育计划和妊娠结局建议进行统一管理。子宫纵隔切开或切除术后 2 个月即可备孕，子宫纵隔手术史非剖宫产手术指征。因 TCRS 术后有发生妊娠子宫破裂的个案报道，所以妊娠期和分娩时需加强监护，保证母婴安全。

二、阴道斜隔

阴道斜隔综合征（oblique vaginal septum syndrome，OVSS）又称为 HWWS 综合征（即 Herlyn-Werner-Wunderlich syndrome),是一种少见的女性生殖道发育异常,北京协和医院于 1985 年首次提出了阴道斜隔综合征这一名称,多为双子宫体(偶有完全纵隔子宫)、双子宫颈及双阴道,一侧阴道完全或不完全闭锁(即阴道斜隔),常伴斜隔侧泌尿系统畸形,以肾缺如多见。斜隔起源于两侧子宫颈之间,斜行附着于一侧阴道壁,遮蔽该侧子宫颈,隔后方与斜隔侧子宫颈之间形成"隔后腔"。

根据《女性生殖器官畸形命名及定义修订的中国专家共识(2022 版)》,阴道斜隔综合征分为四种类型。Ⅰ型(无孔斜隔型):一侧阴道完全闭锁,斜隔后的子宫与外界及对侧子宫完全隔离,两子宫间和两阴道间无通道,子宫腔积血聚积于隔后腔;Ⅱ型(有孔斜隔型):一侧阴道下段闭锁,斜隔上有一直径数毫米的小孔,斜隔后的子宫与对侧子宫隔绝,经血可通过斜隔上的小孔滴出,但流出不畅;Ⅲ型(无孔斜隔合并子宫颈瘘管型):一侧阴道下段闭锁,在两侧子宫颈管之间或隔后腔与对侧子宫颈之间有一小瘘管,斜隔侧的经血可通过另一侧子宫颈排出,但流出不畅。Ⅳ型(子宫颈闭锁型):闭锁侧子宫颈发育不良,其下方的阴道斜隔隔后腔窄小无积血,但也可无此隔后腔(图 2-8)。OVSS 患者多为青春期女性,以周期性下腹痛或经期延长为主要表现。

(一) 手术指征

明确诊断后应尽早实施手术,以缓解症状,避免因经血积聚并发感染或倒流至盆腹腔形成子宫内膜异位症并继发盆腹腔粘连,影响患者的生育功能。

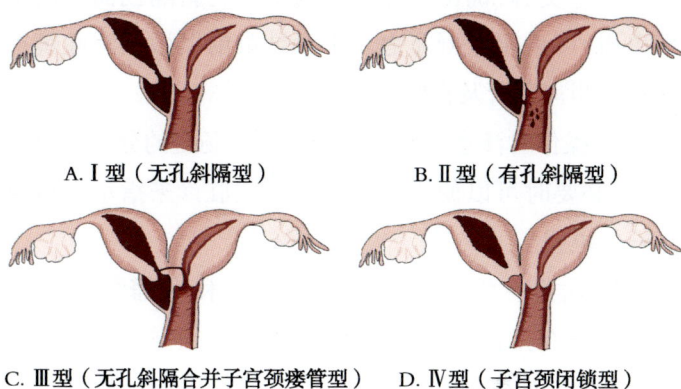

A. I 型(无孔斜隔型)　　　　　　B. Ⅱ型(有孔斜隔型)

C. Ⅲ型(无孔斜隔合并子宫颈瘘管型)　　D. Ⅳ型(子宫颈闭锁型)

图 2-8　阴道斜隔综合征分型

(二)手术要点

1. **手术时机的选择**　大多数情况下,建议选择患者月经来潮或刚干净时手术,此时阴道斜隔隔后腔内的积血较多,斜隔张力较大、易定位切开。

2. 术中先使用微型宫腔镜以阴道内镜法进入正常侧阴道、宫颈及宫腔,全面探查阴道、斜隔及子宫腔,注重探查宫颈管有无瘘管、斜隔有无隔孔,明确斜隔的类型;如果有盆腔包块需处理或诊断不明、病情复杂者,可同时行腹腔镜探查。

3. I 型斜隔可由斜隔最膨隆处用针状电极垂直隔板切开(图 2-9);Ⅱ型或Ⅲ型斜隔可沿隔孔垂直隔板切开,如有血液或脓液流出可进一步明确诊断。宫腔镜体进入隔腔后冲洗干净腔内残留的血液或脓液并探查,使用环形电极切除多余隔板组织,上至宫颈旁的穹窿,下至斜隔与阴道壁交界,确保经血引流通畅。若斜隔创面有活动性出血,可采用电凝止血。手术结束前以微型宫腔镜探查斜隔侧宫颈管及宫腔。

4. 操作时注意鉴别斜隔与尿道和肠道的分界以避免损伤,必要时可以使用金属导尿管或肛诊来指示尿道或肠管的位置。

5. 此类手术通常选用阴道内镜技术,但需注意,手术过程中存在损伤处女膜的风险,术前必须与患者进行充分沟通并明确告知。

6. 根据具体情况,可选择超声或腹腔镜进行监护;对于Ⅳ型或复杂的阴道斜隔患者,不建议安排日间手术。

(三) 手术记录

1. 描述阴道、宫颈管、宫腔情况,以及斜隔的类型。
2. 描述所用器械及操作过程。
3. 描述手术时间和出血量。

(四) 术后管理

1. 疾病预防管理

(1) 术后注意事项:因患者多于经期手术且隔后腔有大量积血,建议围手术期使用抗生素预防感染,已有感染者术后使用有效的抗生素治疗;术后密切观察患者阴道流血情况,少量流血无须特殊处理;但若出现活动性出血,则需立即采取宫腔镜下电凝止血。

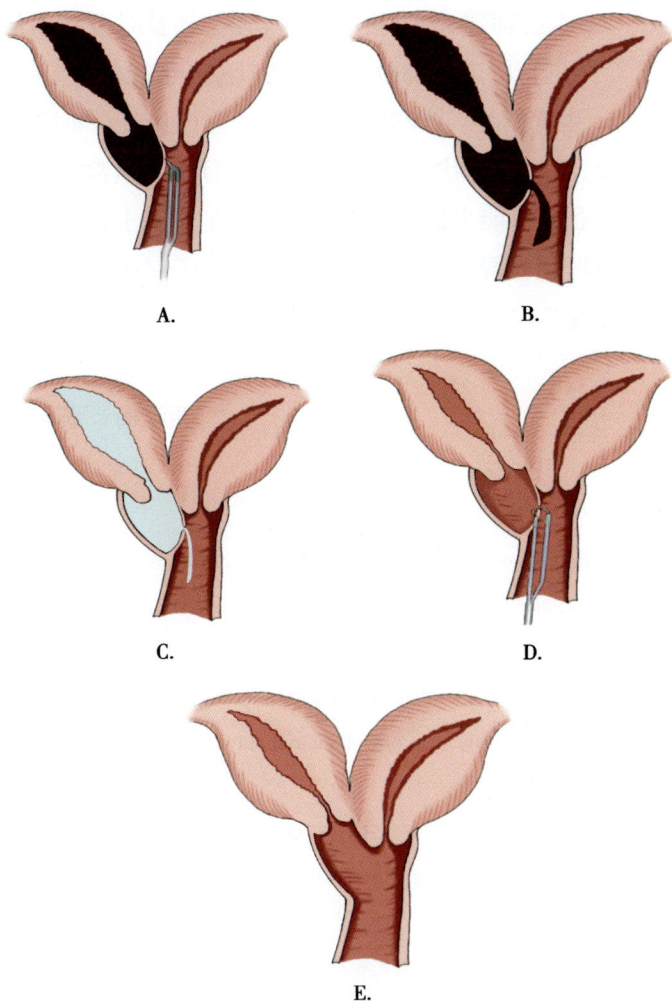

图 2-9　宫腔镜切除 I 型斜隔

A. 使用针状电极在斜隔最膨隆处垂直隔板切开；B. 有血液或脓液流出可进
一步明确诊断；C. 宫腔镜体进入隔后腔后冲洗干净腔内残留的血液或脓液
并探查；D. 使用环形电极切除多余隔板组织，上至穹窿，下至斜隔与阴道壁
交界；E. 宫腔镜切除阴道斜隔后。

（2）术后随访：患者症状改善情况，必要时可在术后2~3个月进行阴道内镜检查评估切口愈合情况。

2. 生育指导　OVSS患者如及时进行阴道斜隔切除术治疗，其临床症状往往会迅速消失，且术后通常不会对性生活和生育能力造成影响。术后有生育需求的患者可在专科医生指导下备孕，该类患者两侧子宫均可正常妊娠和分娩。

（贾雪梅　张　瑜）

参 考 文 献

[1] American Association of Gynecologic Laparoscopists.AAGL Practice report：practice guidelines for the diagnosis and management of endometrial polyps. J Minim Invasive Gynecol，2012，19（1）：3-10.

[2] SHENG K K，LYONS S D.To treat or not to treat？An evidence-based practice guide for the management of endometrial polypslimacteric，2020，3（4）：36-342.

[3] BOUGIE O，RANDLE E，THURSTON J，et al. Guideline No.447：diagnosis and management of endometrial polyps. J Obstet Gynaecol Can，2024，46（3）：102402.

[4] 中国优生科学协会生殖道疾病诊治分会，中国医师协会微无创医学专业委员会妇科肿瘤学组．子宫内膜息肉诊治中国专家共识（2022年版）. 中国实用妇科与产科杂志，2022，38（8）：809-813.

[5] LIU J，LIANG Y，OUYANG J，YANG S. Analysis of risk factors and model establishment of recurrence after endometrial polypectomy. Ann Palliat Med，2021，10（11）：11628-11634.

[6] ZHU Y,LIU Z,DU M,et al. D4$^+$ T cell imbalance is associated with recurrent endometrial polyps. Clin Exp Pharmacol Physiol,2018,45（6）: 507-513.

[7] LOPES R G,BARACAT E C,DE ALBUQUERQUE NETO L C,et al. Analysis of estrogen- and progesterone-receptor expression in endometrial polyps. J Minim Invasive Gynecol,2007,14（3）:300-303.

[8] VENTURELLA R,MIELE G,CEFALÍ K,et al. Subcutaneous Progesterone for endometrial polyps in premenopausal women: a preliminary retrospective analysis. J Minim Invasive Gynecol,2019,26（1）:143-147.

[9] CHEN Q,ZHANG D,WANG S,et al. A prospective,open-label,single-arm study to evaluate the efficacy of dydrogesterone in the treatment of endometrial polyps. Gynecol Endocrinol,2021,37（2）:152-156.

[10] WANG Y,YANG M,HUANG X,et al. Prevention of benign endometrial polyp recurrence using a levonorgestrel-releasing intrauterine system in premenopausal patients: a retrospective cohort study. J Minim Invasive Gynecol,2020,27（6）:1281-1286.

[11] IZHAR R,HUSAIN S,TAHIR S,et al. Fertility outcome after saline sonography guided removal of intrauterine polyps in women with unexplained infertility. J Ultrason,2019,19（77）:113-119.

[12] AL-JEFOUT M,BLACK K,SCHULKE L,et al. Novel finding of high density of activated mast cells in endometrial polyps. Fertil Steril,2009, 92（3）:1104-1106.

[13] PEREIRA N,AMRANE S,ESTES J L,et al. Does the time interval between hysteroscopic polypectomy and start of in vitro fertilization affect outcomes? Fertil Steril,2016,105（2）:539-544.

[14] SASAKI L M P,ANDRADE K R C,FIGUEIREDO A,et al. Factors associated with malignancy in hysteroscopically resected endometrial

polyps：a systematic review and meta-analysis. J Minim Invasive Gynecol, 2018, 25(5)：777-785.

[15] 张文莉,周秀芬.宫腔镜冷刀技术在有生育要求子宫黏膜下肌瘤病人中的应用价值.蚌埠医学院学报,2024,49(2)：191-194.

[16] 子宫肌瘤的诊治中国专家共识专家组.子宫肌瘤的诊治中国专家共识.中华妇产科杂志,2017,52(12)：793-800.

[17] American Association of Gynecologic Laparoscopists（AAGL）：Advancing Gynecology Worldwide. AAGL practice report：practice guidelines for the diagnosis submucous leiomyomas. J Minim Invasive Gynecol, 2012, 19(2)：152-171.

[18] 魏莉,张浩,谭欣,等.《宫腔镜下子宫肌瘤去除术管理规范》团体标准的解读.中华腔镜外科杂志(电子版),2024,17(4)：199-204.

[19] 任常,冯力民,段华,等.2021国际妇科内镜学会宫腔镜子宫肌瘤切除术指南解读.中华妇产科杂志,2022,57(11)：880-885.

[20] 张红霞,杨硕,宋雪凌,等.宫腔镜下子宫黏膜下肌瘤切除术后妊娠情况分析.中华生殖与避孕杂志,2023,43(8)：830-833.

[21] KOBAYASHI H, IMANAKA S.Reevaluating the variation of cesarean scar defect.J Obstet Gynaecol Res, 2024, 50(12)：2169-2177.

[22] TSUJI S, NOBUTA Y, MURAKAMI T, et al. Prevalence, definition, and etiology of cesarean scar defect and treatment of cesarean scar disorder：A narrative review. Reprod Med Biol, 2023, 22(1)：e12532.

[23] MURJI A, SANDERS AP, MAHEUX-LACROIX S, et al. Cesarean scar defects and abnormal uterine bleeding：a systematic review and meta-analysis. Fertil Steirl, 2022, 118(4)：758-766.

[24] KREMER T G, GHIORZI I B, DIBI R P. Isthmocele：an overiew of diagnosis and treatmentev assoc Med Bras, 2019, 65(5)：714-721.

[25] KULSHRESTHA V, AGARWALN, KACHHAWAG. Post-caesarean

niche(isthmocelen) in uterine scar:an update. Obstet Gynaecol India, 2020,70(6):440-446.

[26] 辽宁省超声医学质控中心.剖宫产术后子宫瘢痕憩室非孕期超声评估质量控制辽宁专家共识.中国临床医学影像杂志,2024,35(9):609-612.

[27] PEKAR-ZLOTIN M,MAYMON R,MELCER Y,et al.Evaluation of cesarean section scar using saline contrast sonohysterography in women with previous cesarean scar pregnancy.Ultrasound Obstet Gynecol,2024,63(4):551-555.

[28] MARIAH COUSSI,GENEVIEVE HORWOOD,SUKHBIR SINGH, et al.Septic shock after a saline infusion hysterosalpingosonogram in a woman with stage Ⅳ endometriosis and infertility:A case report.Case Rep Women Health,2024,7 :44 :e00663.

[29] RUPA R,KUSHVAHA S,VENKATESH K. Uterine isthmocele-a frequently overlooked complication of cesarean sections.Indian J Radiol Imaging,2021,31(3):601-604.

[30] TOWER A M,FRISHMAN G N. Cesarean scar defects:an underrecognized cause of abnormal uterine bleeding and other gynecologic complications. J Minim Invasive Gynecol,2013,20(5):562-572.

[31] HO-YEN CHUEH,ANGEL HSIN-YU PAI,CHIH-FENG YEN,et al. Hysteroscopic removal,with or without laparoscopic assistance,of first-trimester cesarean scar pregnancy.Fertil Steril,2022,117(3):643-645.

[32] DI SPIEZIO SARDO A,ZIZOLFI B,CALAGNA G,et al.Hysteroscopic isthmoplasty:step-by-step technique.J Minim Invasive Gynecol,2018, 25(2):338-339.

[33] 中华医学会计划生育学分会.剖宫产术后子宫瘢痕憩室诊治专家共识.中华妇产科杂志,2019,54(3):145-148.

[34] AL MUTAIRI B H, ALRUMAIH I.Hysteroscopy in the treatment of myometrial scar defect（Diverticulum）following cesarean section delivery：a systematic review and meta-analysis.Cureus,2020,12(11)：e11317.

[35] 陈丽梅.剖宫产切口憩室及其相关临床问题.国际妇产科学杂志，2015,42(3)：335-338.

[36] 张宁宁,王光伟,杨清.腹腔镜下不同方法修复剖宫产子宫瘢痕憩室的临床疗效分析.中国医科大学学报,2017,46(9)：853-856.

[37] 张宁宁,王光伟,杨清.剖宫产子宫瘢痕憩室52例的临床诊治分析.生殖医学杂志,2017,26(4)：331-335.

[38] NEZHAT C,ZAGHI B,BAEK K,et al.Outcomes of Laparoscopic Cesarean Scar Defect Repair：Retrospective and Observational Study. Journal of Clinical Medicine,2023,12(11)：3720.

第三章

日间宫腔镜手术的麻醉管理

日间宫腔镜手术麻醉管理包括两部分。第一部分包括术前评估、围手术期管理和术后恢复的基本原则。术前依据病史询问和体格检查评估麻醉风险,筛选适宜日间手术的患者,并签署麻醉知情同意书,同时执行禁食、禁饮规定和进行心理干预等术前教育。依据手术方式选用短效镇静或阿片类药物,必要时实施喉罩或气管插管全身麻醉,并强化术中生命体征和体温的监测。术后利用 Steward 评分评估生命体征及意识恢复状况,实施多模式镇痛管理,鼓励患者尽早进食及活动,麻醉后出院评分标准(post-anesthesia discharge score,PADS)达 9 分及以上方可出院,并明确随访计划。第二部分,将临床麻醉中的要点总结为日间宫腔镜手术加速术后康复(enhanced recovery after surgery,ERAS)策略,旨在通过术前优化、术中精准麻醉及术后快速康复,结合微创手术、疼痛管理和早期活动,显著改善患者舒适度和恢复效果。

第一节　术前麻醉评估

一、麻醉评估要点

拟行全身麻醉或麻醉监护下手术的患者,在完成术前必要的化验检查后应到麻醉评估门诊进行术前评估,以评估围手术期风险,优化术前健康状态,防止高风险患者进入日间手术流程,降低日间手术风险和因麻醉原因导致的手术延期或手术当日取消。手术当日麻醉医师应在麻醉开始前对患者进行再次评估。

1. **询问病史**　门诊医师详细询问病史,包括现病史、个人史、家族史等,重点明确患者当前诊断、拟行手术方式、治疗经过、用药详情、既往手术麻醉经历、食物及药物过敏史、家族遗传病病史及心身健康状况,同时确认是否存在胃食管反流和既往术后恶心、呕吐病史(表 3-1)。

表 3-1　麻醉评估记录单

姓名:	性别:	年龄:	病案号: ID 号:
就诊科室:麻醉评估门诊			就诊日期:
目前诊断:			
拟行手术(操作)名称:			
一般情况:身高:_____cm		体重:_____kg	
血压:____ /____ mmHg		心率:____次 /min　SpO_2_____%	

续表

ASA 分级：　　　　心功能分级：

Mallampati 分级：　松动牙齿：无☐　有☐　其他气道评估异常 _____

过敏史：无☐　青霉素☐　其他☐

青光眼：无☐　有☐

烟酒、药物滥用史：无☐　吸烟☐　饮酒☐　药物滥用史☐

手术麻醉史：无☐　全麻☐　椎管内麻醉☐　神经阻滞☐　局麻☐

目前用药：无☐　降压药☐　降糖药☐　抗凝药☐　激素☐　其他☐

既往病史

心血管系统：正常☐　高血压☐　冠心病☐　瓣膜病☐　心律失常☐
　　　　　　其他☐

呼吸系统：正常☐　COPD☐　哮喘☐　其他☐

内分泌系统：正常☐　糖尿病☐　甲亢☐　其他☐

消化系统：正常☐　胃食管反流☐　肝炎☐　肝硬化☐　其他☐

泌尿系统：正常☐　肾功能不全☐　肾脏替代治疗☐　其他☐

神经系统：正常☐　脑卒中☐　阿尔茨海默病☐　帕金森病☐　其他☐

辅助检查

血常规：正常☐　异常☐　未见☐

血生化：正常☐　异常☐　未见☐

凝血功能：正常☐　异常☐　未见☐

ECG/UCG：正常☐　异常☐　未见☐

胸片 / 肺功能 / 血气：正常☐　异常☐　未见☐

术前麻醉医嘱

1. 已进行麻醉评估，向患者告知可能的麻醉方式并充分告知相关医疗及
　 麻醉风险，患者签署麻醉知情同意书。

2. 根据拟行手术、操作方式及可能的麻醉方式合理安排麻醉前禁食、禁
　 水时间。

3. 根据患者情况和可能的麻醉方式合理调整术前长期用药（如降压药、
　 降糖药等）

麻醉计划 / 方案

1. 麻醉方式：全麻☐　椎管内麻醉☐　神经阻滞☐　监护性麻醉管
　 理☐　其他☐

续表

2. 麻醉关注点:心血管系统□ 呼吸系统□ 内分泌系统□ 消化系统□ 其他□

3. 术中监测:常规□ 动脉血压□ 中心静脉□ 其他□

4. 符合门诊/日间手术麻醉标准:门诊手术□ 日间手术□ 不符合□ 待确定□

5. 其他:

麻醉医师签字: 日期:

2. **体格检查和辅助检查** 除进行常规体格检查外,还需特别关注麻醉专科检查,包括困难气道评估、通气功能检测、脊柱检查及神经系统评估(详见第一章术前检查)。

3. **病情评估分级** 进行美国麻醉医师协会(American Society of Anesthesiologists,ASA)(表 3-2)、纽约心功能分级(New York Heart function assessment,NYHA)。对 ASA 分级 ≥ Ⅲ 级患者,应进行 6 分钟步行试验和代谢当量(metabolic equivalent,MET)检查(表 3-3),综合评估患者心肺功能和对手术麻醉耐受能力。对合并重要脏器疾病和存在术前特殊用药史的患者,必要时请相关科室会诊,给予围手术期改善脏器功能的指导意见。

表 3-2 美国麻醉医生协会健康状况分级(ASA 分级)

ASA 分级	描述	典型疾病或情况
Ⅰ 级	健康个体	无疾病,体力活动正常
Ⅱ 级	轻度疾病,未严重影响生活质量	控制良好的高血压、糖尿病、哮喘等

续表

ASA 分级	描述	典型疾病或情况
Ⅲ级	中度疾病,影响体力活动但未危及生命	稳定的冠心病、慢性肾病、慢性阻塞性肺疾病
Ⅳ级	重度疾病,生命受威胁	终末期心力衰竭、严重肺气肿、肝硬化等
Ⅴ级	临终患者,生存期极短	临终状态,常见于重度创伤、恶性肿瘤等
Ⅵ级	脑死亡患者,器官捐献	
E（emergency）	表示紧急手术,通常加在 ASA 等级后	

表 3-3　常见代谢当量分级

活动类型	MET 值	描述
安静坐姿或卧床休息	1.0	静息状态,如坐着、躺着,未进行任何活动
日常活动(站立、散步)	1.5~2.5	缓慢行走、轻松站立或做家务等低强度活动
轻度运动	3.0~4.0	快速步行、瑜伽、低强度自行车骑行,上 1 层楼等
中度运动	4.5~6.0	快速步行、慢跑、休闲骑行等中等强度运动
剧烈运动	6.5~8.0	高强度运动,如跑步、快速骑行、游泳等
极限运动	> 8.0	高强度、耐力型运动,如快跑、爬坡、重力训练等

4. 判断日间是否准入　适合日间手术的患者一般应符合以下条件:① ASA Ⅰ级、ASA Ⅱ级患者;ASA Ⅲ级、

合并症稳定 > 3 个月的患者,经过严格评估和准备优化亦可接受日间手术;②预计患者术中和麻醉状态下生理功能变化小;③预计患者术后出现呼吸道梗阻、剧烈疼痛及严重恶心、呕吐等并发症的风险较低;④患者和家属愿意接受日间手术,具备必要的出院后护理和陪护条件。

合并症是影响日间手术患者选择的一个重要因素,患者合并症与术后并发症增加相关。肥胖(BMI ≥ 28kg/m²,国家卫生健康委员会 2024 年标准)、慢性阻塞性肺疾病、短暂性脑缺血发作 / 卒中史、高血压、心脏病、糖尿病、终末期肾病、阿片类药物使用、恶性高热病史、手术时间延长是术后早期并发症发生率和病死率的独立危险因素。根据 ASA 分级标准,以下情况患者一般不建议行日间手术与麻醉:①全身情况不稳定的 ASA Ⅲ ~ Ⅳ 级患者;②估计术中失血多和手术创伤较大的患者;③潜在或合并症可能会导致术中出现严重并发症的患者(如恶性高热家族史、过敏体质者等);④近期急性上呼吸道感染未愈者、哮喘发作及持续状态者;⑤经评估为困难气道者;⑥估计术后呼吸功能恢复时间长的病理性肥胖或阻塞性睡眠呼吸暂停综合征(obstructive sleep apnea syndrome,OSAHS)患者,其中 STOP-BANG 筛查量表是识别 OSAHS 高危患者的常用工具;⑦吸毒、滥用药物者;⑧心理障碍、精神疾病及不配合的患者;⑨出院后 24 小时无负责任成年人陪护的患者。如门诊评估患者全麻风险高,不满足日间手术全麻标准,应向患者解释相关原因,转诊回妇科接诊医师,与妇科医师协商麻醉方式,或住院进行全麻手术。

二、麻醉知情同意及术前宣教

1. **麻醉知情同意**　麻醉医师评估后符合日间准入的宫腔镜手术患者,应在麻醉门诊完成知情同意书签署和必要的术前宣教。麻醉同意书格式和内容应与住院手术一致,风险告知部分建议根据手术特点个体化内容编排。

2. **术前宣教与预康复**　日间宫腔镜手术预康复是指在手术前通过一系列优化措施和术前宣教,增强患者的生理与心理准备,降低手术应激,从而加快术后恢复进程。

(1)术前准备:告知患者及其家属围手术期用药调整,禁食、禁水时间。通常要求术前禁食固体食物 6~8 小时,禁饮清饮料 2 小时。胃肠道动力障碍的患者需延长禁食、禁饮时间,必要时术前完善胃肠道超声评估,避免反流误吸。

(2)麻醉方案:麻醉方式一般采用静脉全身麻醉,即通过静脉注射药物使患者进入无痛睡眠状态,手术期间无痛感,但可能需辅助呼吸支持。强调麻醉医生会在手术过程中持续监测患者的生命体征,如心率、血压、呼吸等,以确保患者的安全。

(3)手术麻醉风险和并发症:①麻醉风险。向患者说明尽管静脉全身麻醉相对安全,但仍存在呼吸抑制、困难气道、术中知晓等风险,并告知会提供相应防治措施以确保安全。另外,可能会出现过敏反应,尽管这种情况罕见,但也要引起重视。如果患者在术前有药物过敏史,一定要告知麻醉医生。②手术风险。手术风险通常妇科医生已经告知,麻醉医生应告知患者如果发生手术相关并发症,可能需要更改麻醉方案和进行有创监测或者输血等处理,术后可能需转入普通病房或监护病房支持治疗。

(4)术后注意事项(提前告知有助于患者更好地配合术前准备):①苏醒及观察,告知患者术后将被送至麻醉恢复室进行苏醒。其间患者可能会有头晕、恶心等麻醉后正常反应,这些通常会随时间逐渐减轻。②饮食与活动,告知患者麻醉清醒后先喝少量温水,如果没有恶心、呕吐等不适,可以逐渐进食流质,再过渡到正常饮食。宫腔镜术后建议患者适当休息,采取舒适的体位,可在家属陪同下尽早下床活动。

(李 旭 谭 刚 池余刚)

第二节 围手术期麻醉管理

一、术前准备与手术前再评估

1. **麻醉前准备和相关仪器与药品** ①氧气、空气,以及电源系统;②麻醉机;③生命体征监护仪、麻醉深度监测仪、血气分析仪;④常用麻醉药(全身麻醉药、局部麻醉药等);⑤困难气道工具、除颤仪等急救设施和药品;⑥保温设备、输血输液加温装置,以及负压吸引装置等。使用前应认真进行核查。

2. **手术前再次评估核对**　术前再次询问禁食、禁饮、过敏、既往特殊病史等情况,进行气道评估等。

二、麻醉监测

常规监测应包括意识、心电图、呼吸、血压、脉搏、体温、脉搏血氧饱和度,保持气道通畅。对于深度镇静、气管插管或喉罩全身麻醉患者,还必须监测呼气末二氧化碳分压、气道压及潮气量。对于手术时间≥1小时、膨宫液用量较大者,还应加强体温和血气分析监测,必要时超声监测心肺情况(详见第一章第五节术中监测)。

三、麻醉方式与麻醉药物

(1) 麻醉方式:麻醉可以减轻宫腔镜手术操作时的疼痛和不适感,提高患者的舒适度。日间宫腔镜手术推荐的麻醉方式为监测下的麻醉管理(monitored anesthesia care,MAC)或全身麻醉。推荐使用起效迅速、代谢快且肝肾毒性较低的麻醉药物。根据患者病情、手术方式及时间选择合适的麻醉方式。

由于手术操作都会发生不同程度的应激反应,宫腔镜手术也不例外。其相关的应激反应主要与手术刺激部位和强度有关,多见于阴道置入器械、扩张子宫颈、子宫腔内操作,以及牵拉和扩张子宫时,刺激了支配子宫的自主神经,引起牵拉反应。主要表现为不自主体动、血压显著下降、心率减缓、心律失常,严重时甚至可能出现心搏骤停。较短时间的手术,可采用MAC进行镇静麻醉管理。常用短效镇静药进行深度镇静。较长时间的手术,如子宫腔粘连、狭窄、暴露困难的患者进行宫腔镜手术,建议优选喉罩或气管插管进行全身麻醉。

(2)麻醉药物的选择:宫腔镜手术麻醉用药推荐使用短效的镇静、镇痛药物,优化组合,选择适当剂量的麻醉药物,确保术后快速恢复。

1)短效镇静药物:包括丙泊酚、咪达唑仑、依托咪酯、右美托咪定、新型短效镇静药物瑞马唑仑等。氟马西尼可用于拮抗咪达唑仑和瑞马唑仑的作用。但这类药物缺乏镇痛作用,单独使用时无法抑制手术刺激引发的患者体动,可能影响手术进程,导致并发症。

2)短效阿片类药物:多选用芬太尼、舒芬太尼、羟考酮,且常与镇静药物合用,须警惕呛咳和呼吸抑制。阿芬太尼起效迅速,镇痛剂量与呼吸抑制剂量范围宽广,呛咳反应少,适合单独应用。

3)吸入麻醉药:因其快速起效、快速恢复的特点也能用于宫腔镜手术,通常多选用七氟烷和地氟烷。但地氟烷不宜用于麻醉诱导。也可选用静脉麻醉药与低浓度吸入麻醉药复合,需要关注膨宫液介质种类,预防吸入麻醉药所致术后恶心、呕吐。若选用氧化亚氮麻醉时,应重视弥散性缺氧的预防和处理。

4)其他:喉罩或气管插管全身麻醉可选用短效肌松

药物。术后疼痛治疗以非甾体抗炎药为主。慎选容易引起恶心、呕吐和头晕的药物。

四、苏醒期麻醉管理

麻醉恢复期间监测包括患者的生命体征、意识状况、皮肤黏膜颜色、呼吸与气道通畅情况、血压、心电图、脉搏血氧饱和度，以及血气分析等。术前合并心肺疾病、手术难度大、手术时间长(≥1小时)及膨宫液吸收量大的患者，需特别警惕低氧血症、膨宫液过量吸收综合征、内环境紊乱及低体温对苏醒质量的影响。镇静恢复的评判可采用 MOAA/S 评分，麻醉恢复的评判采用 Steward 评分(表 3-4)。

表 3-4 Steward 苏醒评分表

项目	分值
清醒程度	
完全清醒	2分
对刺激有反应	1分
对刺激无反应	0分
呼吸道通畅程度	
可按医师吩咐咳嗽	2分
可自主维持呼吸道通畅	1分
呼吸道需予以支持	0分
肢体活动程度	
肢体能做有意识的活动	2分
肢体无意识活动	1分
肢体无活动	0分
总分	

五、术后恶心呕吐的防治

妇科患者是术后恶心呕吐（postoperative nausea and vomiting，PONV）的高危人群，且发生率高。女性、非吸烟者、PONV 病史和 / 或晕动病、成人患者年龄＜ 50 岁是 PONV 的主要危险因素。麻醉术前评估尤应关注既往相关病史和用药反应，制订个体化的麻醉方案。可选用全静脉麻醉或复合低浓度吸入麻醉剂，并确保手术当天补充充足液体，实施多模式镇痛方案。预防性联合使用地塞米松和 5-HT3 受体拮抗剂（托烷司琼、昂丹司琼）止吐。

（李　旭　谭　刚　池余刚）

第三节　术后随访

一、术后注意事项

术后需密切监控患者的生命体征、腹部体征及内环境稳定，确保麻醉恢复达标。术后 2 小时内，在医护人员监护下进行适应性下床活动，若无不适感，方可准备出院。

二、出院达标评估

麻醉后出院评分标准（post-anesthesia discharge score，

PADS)（表 3-5）≥ 9 分，生命体征平稳；无恶心呕吐；无活动性出血；无寒战、发热；口服镇痛药物有效，疼痛评分≤ 3 分；下地行走自如；术后饮水无呛咳，术后 6 小时进食和解便正常。

三、出院注意事项

1. 告知、确认随访方式和地点，告知出院后相关注意事项。

2. 出院后，若出现头晕、胸闷、咳嗽、咳痰、发热、呼吸困难、腹痛、阴道流血或恶心呕吐等症状，应立即返院就诊。

3. 全身麻醉后 24 小时内禁止驾驶、高空操作，须有专人陪同出院。

表 3-5　麻醉后出院评分标准

出院标准	分数
生命体征(血压、脉搏)	
波动小于术前值的 20%	2 分
波动在术前值的 20%~40%	1 分
波动大于术前值的 40%	0 分
活动状态	
步态平稳而不感头晕，或达术前水平	2 分
需要搀扶才可行走	1 分
完全不能行走	0 分
恶心呕吐	
轻度：不需治疗	2 分
中度：药物治疗有效	1 分
重度：药物治疗无效	0 分

续表

出院标准	分数
疼痛	
VAS：0~3 分，出院前疼痛轻微或无疼痛	2 分
VAS：4~6 分，中度疼痛	1 分
VAS：7~10 分，重度疼痛	0 分
手术部位出血	
轻度：不需换药	2 分
中度：最多换 2 次药，无继续出血	1 分
重度：需换药 3 次以上，持续出血	0 分

注：视觉模拟评分法（visual analogue scale，VAS）；此评分总分为 10 分，需≥9 分方可出院。

（李　旭　谭　刚　池余刚）

第四节　日间宫腔镜手术加速术后康复策略

一、术前加速术后康复策略

1. **患者教育**　①详细宣教。向患者和家属详尽介绍日间宫腔镜手术的每一步流程、显著优势、潜在风险及相应的处理措施。确保患者全面知晓从入院至出院的大体流程，包括术前准备事项、手术期间的麻醉与操作流程，以及术后恢复的各个环节。强调术后加速康复的理念，告知患者其在康复过程中的积极作用，如早期活动、合理饮食等对恢复的重要性。②心理干预。评估患者的心理状态,考虑到许多患者可能会因对手术的未知恐惧、对麻醉效果的担忧等因素而产生焦虑情绪。医护人员可以通过与患者深入交流,解答疑问,减轻焦虑。

2. **术前评估**　①全面评估患者身体状况。除进行常规的妇科检查外,还需全面评估患者的心肺功能状态、肝肾功能状况,以及凝血功能。对于合并有基础疾病如高血压、糖尿病的患者,要评估其病情控制情况,以确定其能否耐受手术和麻醉。②优化术前状态。根据患者的评估结果进行相应的调整。如果患者存在贫血,可在术前给予铁剂补充等治疗,提高患者的血红蛋白水平,以利于术后恢复。对于糖尿病患者,要调整血糖水平,尽量将空腹血糖控制在 7.8mmol/L 以下,餐后 2 小时血糖控制在 10mmol/L 以下。

3. **术前准备**　①禁食、禁水优化:传统的禁食、禁水时间可能导致患者术前不适,并且可能影响术后恢复。采用加速术后康复理念下的禁食、禁水方案,如术前 6 小时禁食固体食物,术前 2 小时可饮用少量清水(不超过 150ml)。这样可以减少患者的口渴、饥饿感,同时降低术后胰岛素抵抗的发生风险。②肠道准备方面:除特殊情况外,通常无需常规肠道准备。过度准备可能导致患者脱水、电解质紊乱,影响术前状态和术后恢复。

二、术中加速术后康复策略

1. **麻醉管理**　①选择合适的麻醉方式:多采用短效

静脉全麻,如丙泊酚联合瑞芬太尼等药物,镇痛、镇静效果好,苏醒快,利于术后早期活动。②体温管理:术中注意患者的体温保护,使用恒温毯等设备维持患者体温正常。因为术中低体温可能导致患者凝血功能障碍、增加术后感染的风险等。

2. **手术操作优化** ①微创理念:手术医师应遵循微创原则,熟练掌握宫腔镜技术,减少对子宫组织损伤。②减少手术时间:通过提高手术技能、优化手术流程等方法缩短手术时间。手术时间过长可能增加感染、出血等风险,也会影响患者的术后恢复。通常,日间宫腔镜手术时间应控制在 1 小时之内,确保手术效率和患者安全。

三、术后加速术后康复策略

1. **疼痛管理** ①多模式镇痛:采用多模式镇痛方案,包括非甾体抗炎药(nonsteroidal anti-inflammatory drug,NSAID)和地塞米松等,术前评估时需向患者说明术后可能出现的疼痛程度和持续时间。术后动态进行疼痛评估,疼痛数字等级评分(numerical rating scale,NRS 评分),0~10 分,0 分代表完全无痛,10 分为最剧烈疼痛,>3 分时应及时治疗。原则上以口服镇痛为主,使用 NSAID,必要时辅助小剂量的阿片类药物。②疼痛评估与调整:医护人员需定时评估患者疼痛程度,并据此调整镇痛方案。例如,使用视觉模拟评分法(visual analogue scale,VAS),0 分为无痛,10 分为最剧烈疼痛。若患者 VAS 评分 > 3 分,应立即调整镇痛药物或方法。

2. **饮食管理**　①早期进食:术后鼓励患者早期进食,回到病房后如果患者没有恶心、呕吐等不适症状,可以开始饮用少量温水,然后逐渐过渡到流食、半流食。②营养支持:根据患者的恢复情况给予适当的营养支持。如果患者术后食欲不佳,可以给予一些富含蛋白质、维生素等营养成分的口服营养补充剂,以促进伤口愈合和身体恢复。

3. **早期活动**　①活动计划制订:宫腔镜术后建议患者适当休息,采取舒适的体位,可在家属陪同下尽早下床活动。②活动监督与指导:医护人员需密切监督患者的活动状况,并提供适当指导。例如,告知患者在活动过程中一旦出现头晕、心慌等不适症状,应立即停止活动并及时告知医护人员。

4. **出院标准与随访**　制订出院标准。明确日间宫腔镜手术的出院标准,如患者生命体征平稳,疼痛得到有效控制(VAS 评分＜ 3 分),能够自主进食,无明显阴道出血等异常情况,并且患者和家属对出院后的自我护理有充分的了解。

（李　旭　谭　刚　池余刚）

━━━━━━━━ 参 考 文 献 ━━━━━━━━

[1] 中国心胸血管麻醉学会日间手术麻醉分会 . 宫腔镜诊疗麻醉管理的专家共识 . 临床麻醉学杂志,2020,36(11):1121-1125.

[2] 中华医学会麻醉学分会 . 日间手术麻醉指南 . 中华医学杂志,2023,103(43):3462-3471.

第四章

日间宫腔镜手术的护理管理

日间宫腔镜手术对日间病房和日间手术室护理人员要求更加严格全面,从而确保日间手术患者围手术期的安全和快速康复。为确保日间宫腔镜手术诊治高质高效运转,必须认真做好围手术期护理管理,从而使日间宫腔镜手术患者快速康复。日间宫腔镜手术的护理管理包括院前、院中(病房和手术室)和出院三个阶段,通过院前给予患者相应评估和宣教,指导患者完成术前检查和准备;住院期间每个环节实施医护密切配合,个体化护理;出院后计划随访,指导院外康复,从而改善患者结局。

一、入院前护理管理

1. **入院前宣教**　可在门诊区域完成或设立专门的日间手术接待区域。宣教要全面多形式开展,为患者提供口头和书面等至少两种形式的术前宣教,有条件者可通过官方公众号平台、官方网站提供多元化的术前宣教服务(形式包括面谈、文字、图片、语音、视频、二维码等)。

2. **宣教内容**　日间手术诊治流程、宫腔镜手术相应检查项目流程和注意事项、手术前的医疗和生活要求、陪伴人员的要求、术前用物、饮食要求、正确使用疼痛评分表、心理护理,帮助患者减轻焦虑,树立信心。

全麻手术患者可在门诊完成术前护理和麻醉评估,包括既往病史、手术史、过敏史等信息,全面评估患者的活动能力、血管情况及心理状态,并建立手术评估表单入门诊病历,确保手术当日巡回护士能迅速掌握患者情况。细致解答患者及其家属的相关提问,力求避免因准备不足而延误日间手术的顺利进行。

二、住院期间护理管理

住院过程中将加速康复理念融入医疗护理各项措施中,精准实施护理操作,早期发现潜在问题并及时给予有效管理,确保出院后的安全。

(一)入院护理

术前评估通过后即可办理入院手续,患者按照预约时间到病房办理入住,护士对患者进行入院评估,包括生命体征,日常生活活动能力,患者心理和家庭社会支持情况,血栓和营养风险,有无药物过敏史,有无高血压、糖尿病等基础疾病等。完成入院教育,教育内容包括病室环境、防跌倒措施及医务人员介绍等,可通过面对面讲解、文字/电子版材料或视频播放等多种形式进行。

(二)术前护理

完成术前健康宣教,包括疾病知识、手术流程、疼痛的表达与管理等,帮助患者再次核查术中、术后物品准备,做好心理护理。患者术前于病房等候时间内,询问并记录其禁食、禁饮时长,关注患者以防低血糖、脱水等状况发生,一旦发现异常,即刻与医生联络并采取相应救治措施。借助信息管理措施,实施分时段入院制度,并加强医护团队间的紧密协作,以有效缩短特殊群体(如老年患者)的术前等待时间。

(三) 手术交接

为确保患者信息准确无误,需采用至少 2 种身份识别方式,由双人共同核对。条件允许时,应利用腕带扫码技术进一步确认患者身份。告知患者取下义齿、发卡、手表、首饰等物品并妥善放置。填写术前手术交接单,交接单内容包括患者意识状态、术前是否留置静脉留置针、皮肤情况、药物过敏史、接手术时间、交接人信息等。患者术后返病房第一时间进行术后手术交接,核实患者信息,通过人工或腕带扫码进行患者信息核对。填写术后手术交接单,包括患者返病房时间,交接人信息。

(四) 术中护理

1. 宫腔镜手术术前准备

(1) 入室前核查:手术室交接患者人员须再次确认患者身份,禁食、禁饮时间,是否携带异物及贵重物品,核对知情同意书、手术用药医嘱、化验检查、影像资料等,按照顺序接患者到手术室等候区域等待手术。

(2) 术前核查:再次确认患者身份,禁食、禁饮时间,是否携带异物及贵重物品,核对知情同意书、手术用药医嘱、化验检查、影像资料。

（3）器械护士术前配合要点：术前充分了解患者手术方式，备齐手术所需无菌物品和手术设备。①敷料包；②器械包，宫腔镜常规、宫腔镜特殊，宫腔镜检查镜、治疗镜、电切环钩等，宫内刨削特殊器械，冷刀器械等；③耗材类，引流管、无菌防水贴膜、腔镜镜头套、吸引器管等；④液体类：5%葡萄糖、甘露醇、生理盐水。

（4）巡回护士术前配合要点：①仪器设备及手术间的准备。准备手术间，调整手术床位置，备好截石位腿架和截石位转运小车。根据患者个体情况使用暖风机和加温毯等仪器为患者保温。仔细审核手术通知单和病历，明确手术方式，与医生深入沟通后，确保手术所需仪器设备齐全且功能正常。②手术患者的准备。在等候区再次核对患者信息，询问禁食、禁水时间，检查知情同意书、化验检查、手术带药医嘱等。在麻醉实施前、手术开始前和患者离开手术室前，共同对患者身份和手术部位等内容进行核查，逐项认真填写《手术安全核查表》并签名，以保障患者安全。③手术体位安置。建立上肢静脉通路，全身麻醉后取膀胱截石位，腿架高度不超过30cm，腘窝处垫棉垫，并用约束带将小腿上1/3处轻轻固定于截石位腿架上，患者双腿分开角度为110°~120°（老年患者或腿部有疾病患者，根据患者具体情况进行调节）。眼睛贴保护膜，保护好眼睛和面部。

2. 宫腔镜手术术中配合

（1）器械护士术中配合要点：①建立无菌操作区域。

协助手术医生消毒铺单,建立无菌操作区域。②术中协助监测患者生命体征和膨宫液体出入量,配合手术医师完成手术。

(2)巡回护士术中配合要点:①术中密切关注手术进展情况和膨宫器的压力,及时添加膨宫液;当手术时间过长,大量使用膨宫液时,巡回护士应及时向手术医师和麻醉医师报告灌注量和排出量,避免因膨宫液量过大、水超量吸收所致的水中毒或者急性肺水肿发生。②术中观察膨宫管道中有无气泡,及时排尽空气防止空气栓塞。③电极板置于小腿腓肠肌最隆起处,以防垫于臀部膨宫液漏至臀部引起电灼伤,术中经常检查电极板是否松脱。④将膨宫液置于灌注泵旁的固定架上,连接输入管,先开灌注泵电源开关,再开设定开关,后开启动开关,利用泵的转动,把膨宫管内空气排尽,保证膨宫液灌注与排出通畅,灌注量以术者能看清宫底和输卵管开口为宜。

3. 宫腔镜手术术后清点核查

(1)手术结束后应清点手术用物和安全交接手术器械。手术台上医师依次取出器械和镜头,松开所有连接处,器械护士和巡回护士双方确认后,巡回护士安全撤离宫腔镜摄像头等贵重仪器。宫腔镜器械的构造精细,细小零件多,在清点时需要特别注意其完整性,以免异物遗留在患者体腔内。及时清洁腔镜手术器械、镜头,避免血液凝固(尤其是剪刀、活检钳等)。

(2)由手术医生、器械护士、巡回护士一起核对病理标本与申请单信息并进行相关处理。

（3）手术用物清点结束后，通知消毒供应中心接收镜头、器械及附件进行再处理。

（五）术后护理

1. **病情观察和护理**　术后患者返病房，需严密观察生命体征、局部体征及一般症状。遵医嘱为患者进行治疗、护理。患者神志清楚后，为其进行术后健康宣教和指导，包括早期活动、饮食指导、术后疼痛评估和处理、用药指导、心理指导等。进行恶心 / 呕吐、尿潴留等并发症预防和护理知识宣教等。日间宫腔镜术后护理流程如图 4-1 所示。

（1）患者术后活动和饮食护理：术后早期进食能够保护肠黏膜功能，防止菌群失调或异位，促进肠道功能恢复。术后早期下床活动有助于减少呼吸系统并发症、减轻胰岛素抵抗、促进胃肠道功能恢复、减少肌肉萎缩、降低 VTE 风险、预防腹胀，以及缩短住院时间。所以日间宫腔镜术后需要运用加速康复外科理念，鼓励患者早期活动和进食。建议按照宫腔镜术后护理路径进行(图 4-2)。

（2）恶心、呕吐预防和护理：关注恶心、呕吐高风险患者，如年龄 > 50 岁、晕动症、既往术后恶心及呕吐史、使用吸入性麻醉剂或一氧化氮、麻醉时间长、使用阿片类药物、肥胖等，可使用评估量表评估患者术后恶心、呕吐的风险，协助医师对高风险患者采取预防措施。

（3）尿潴留预防和护理：①尿潴留高风险的患者，如老年患者、曾发生尿潴留的患者，需顺利排尿后办理出

院,一般患者术后 3 小时内会进行排尿。②尿潴留低风
险的患者,当还未排尿出院时,给予患者详细指导,便于
患者居家时能顺利排尿,或出现排尿困难时能及时处理。
术后护士应鼓励患者自行排尿,并告知诱导排尿的方法,
避免再次导尿。

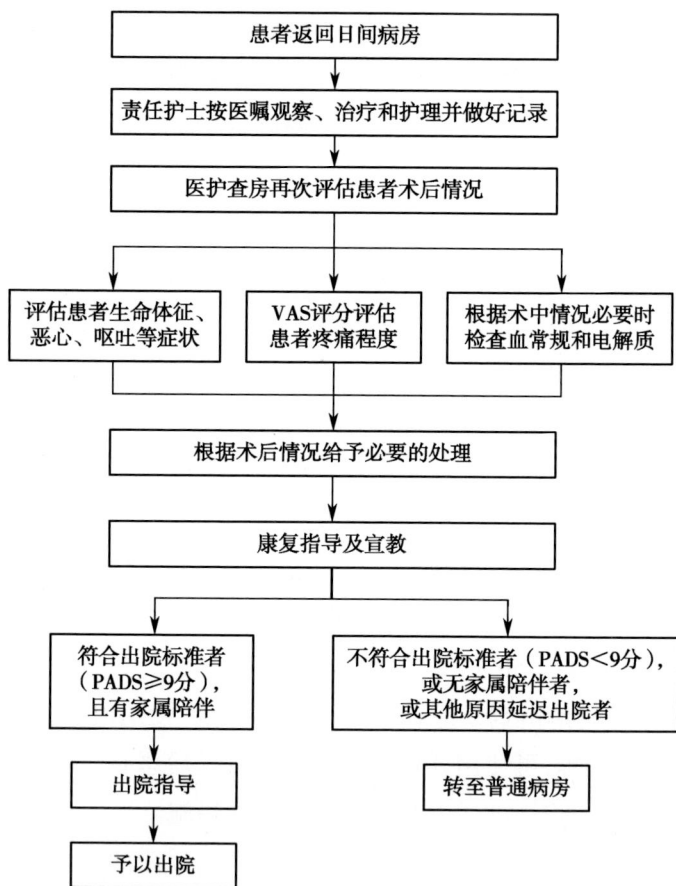

图 4-1 宫腔镜术后护理流程

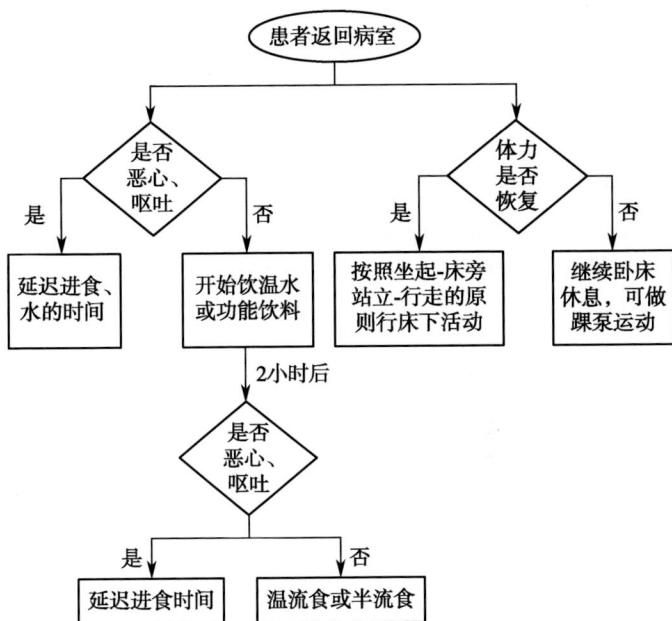

图 4-2　宫腔镜术后患者活动和饮食护理路径

2. 出院评估和护理　患者神志清醒、呼吸和循环功能恢复稳定、阴道流血少、无特殊不适,术后尽早适应性下床活动,方可进行出院准备。出院前需要完成医护评估,包括对患者进行个性化评估和使用麻醉后出院评分标准(PADS)进行评估(表 4-1),符合条件的患者可以办理出院手续。出院前给予患者相应出院宣教,包括活动、饮食、血栓预防、沐浴要求、疼痛评估和处理、阴道流血流液观察和处理、性生活和避孕要求、病理结果追踪和随访、疾病长期管理必要性(如子宫内膜息肉、子宫内膜增生、宫腔粘连等)、术后康复过程中常见不适反应和处理方式、术后随访过程和内容等。

表 4-1　日间宫腔镜手术麻醉后出院评分

评估内容	得分/分
1. 生命体征:生命体征(完全恢复至基础水平)平稳,并且考虑患者的年龄和术前的基线(必须是 2 分)	
呼吸和意识状况恢复至基础水平,血压和脉搏与术前基线比较变化<20%	2
呼吸和意识状况未恢复至基础水平,或血压和脉搏与术前基线比较变化≥20% 且≤40%	1
血压脉搏与术前基线比较变化>40%	0
2. 活动水平:患者恢复到术前生理水平	
步态平稳,无头晕或活动能力接近术前的水平	2
活动需要帮助	1
不能走动	0
3. 恶心呕吐:患者出院前仅有轻微的症状	
轻度:口服药物可以控制	2
中度:需要注射药物控制	1
重度:需要反复用药	0
4. 疼痛:患者出院前应当无痛或轻微疼痛,疼痛程度为患者可以接受的程度	
疼痛可以通过口服镇痛药物控制	2
可以耐受	1
不能耐受	0
5. 阴道流血:术后出血应当与预期的失血具有一致性	
阴道少量流血无需处理	2
阴道流血量稍多需药物治疗	1
阴道流血量多需住院观察治疗	0

注:满分为 10 分,评分>9 分且生命体征必须是 2 分的患者可以出院。

三、出院随访管理

患者出院后,需要通过电话或医患沟通平台等形式为患者答疑解惑,帮助患者减少焦虑、识别出现的潜在问题或并发症,提高患者居家护理能力,降低再就诊率。建议第一次随访在出院后 24 小时内进行,随访内容将包括但不限于以下内容:指导患者出院后的注意事项和护理要点,了解是否存在疼痛、发热、恶心、呕吐等症状,了解排便、排尿、阴道出血情况。随访形式包括电话、网上平台、随访 APP、平台咨询、线上诊疗、社区随访、门诊复诊等。告知患者按要求进行后续复诊,制订进一步治疗方案。

(薄海欣　王晓杰　谭林娟　杨宏毅)

参 考 文 献

[1] 中国心胸血管麻醉学会日间手术麻醉分会,"基于术后加速康复的日归手术全程管理专家共识"工作组.基于术后加速康复的日归手术全程管理专家共识.中华麻醉学杂志,2023,43(4):385-399.

[2] 吴美,夏露,程云,等.日间手术病房老年患者围手术期管理的证据总结.护士进修杂志,2021,36(18):1723-1727.

[3] 童慧,朱丽娜,刘丽丽,等.基于 ERAS 理念的妇科日间手术围术期管理最佳证据总结.中国计划生育和妇产科,2024,16(4):87-93.

[4] 薄海欣,葛莉娜,刘霞,等.加速康复妇科围手术期护理中国专家共识.中华现代护理杂志,2019,25(6):661-668.

[5] 仝佳丽,朱根海,孙大为,等.日间宫腔镜手术中心设置及管理流程中国专家共识.中华妇产科杂志,2022,57(12):891-899.

第五章

日间宫腔镜手术质量控制

日间宫腔镜手术的医疗服务质量和安全性至少应与住院宫腔镜手术一致。日间宫腔镜手术的质量控制贯穿整个就医流程,包括术前、术中、术后。常用的日间手术质量控制评价指标包括日间宫腔镜手术取消率、非计划二次手术率、非计划过夜率、并发症发生率非计划复诊或31天内非计划再入院率和患者满意度等。

第一节 日间宫腔镜手术准入与评估制度

一、日间宫腔镜手术准入制度

1. **术式、术种准入** 日间宫腔镜手术病种应为医院已开展成熟的术式,手术时间预计不超过2小时,围手术期出血风险小,气道受损风险小,能快速恢复饮食,不需要特殊术后护理,术后经短暂恢复能够达到出院标准。

2. **手术医师准入** 日间宫腔镜手术医师一般需要聘任主治医师职称3年以上,须经过分级培训和考核,相关手术操作技能熟练,并已完成一定数量(建议担任手术者

100例或担任第一助手200例以上),获得相关等级资质后方可独立开展相应的宫腔镜手术。具备良好的医德和沟通能力。经科室手术委员会批准,并报医院医疗主管部门备案。

3. 患者准入　日间宫腔镜手术患者应意识清醒,无精神疾病史,围手术期有成人家属陪伴。愿意接受日间手术,对手术方式、麻醉方式理解并认可。患者和家属理解围手术期护理内容,愿意并有能力完成出院后照护。有联系电话并保持通畅,便于随访和应急事件的处理。

如为非全麻手术,患者一般状况应该符合ASA分级Ⅰ~Ⅱ级,ASA分级Ⅲ级但全身状况稳定>3个月;全麻手术患者一般需要ASA分级Ⅰ~Ⅱ级,年龄<65岁。

二、日间宫腔镜手术术前评估及预案

1. 规范术前麻醉评估　麻醉评估是日间手术患者准入的关键环节,一般为最后一个关口。医院应建立常规日间手术术前麻醉评估门诊,麻醉医师对日间手术患者准入应具有一票否决权。麻醉评估内容主要包括病史、体格检查和辅助检查。评估时,应注意辨别出患者术中可能出现的特殊麻醉问题,如潜在的困难气道、恶性高热等病史。应根据《病历书写基本规范》规范签署麻醉知情同意书。

2. 开展术前讨论　根据《医疗质量安全核心制度》要求,除以紧急抢救生命为目的的急诊手术外,所有住院手术必须实施术前讨论,术者必须参加。日间手术患者应按照住院手术患者进行术前讨论。基于日间手术特殊的诊疗模式,建议以手术组讨论或医师团队讨论形式进行。术前讨论结论可以病程记录、术前小结等形式体现。

3. 规范书写病历并签署手术知情同意书 应按照《病历书写基本规范》完成日间宫腔镜手术的日间病历书写。出院小结应至少包括疾病诊断、术中情况、手术方式、术后注意事项等告知信息。患者签署知情同意书内容至少包括术前诊断、手术名称、术中或术后可能出现的并发症、手术风险、替代治疗方案、患者签署意见并签名、经治医师和术者签名等。为优化流程,日间手术的知情同意书可在门诊签署,但应注意知情同意书签署日期与手术日期之间的间隔不应超过疾病进展的常规周期。

4. 优化术前流程 在决定为患者实施日间手术后,应将患者纳入规范日间手术流程管理,合理统筹术前检查检验、评估,做好患者健康教育、心理疏导、饮食指导、用药指导及手术注意事项告知。

手术取消率是日间手术术前质控的一个重要指标,日间宫腔镜手术取消率,建议控制在 3%~5%。手术取消包括患者到院后取消手术(即患者到院后未手术)和患者未按预约时间到院(患者自身原因未到院或不理解术前宣教信息或缺乏手术动力)。取消率过高应分析原因,必要时提供更改预约服务或其他合理建议。

(朱　兰　仝佳丽　张国杰　陈丽梅)

日间宫腔镜手术质量控制量化指标

一、日间宫腔镜手术术中质量控制

日间宫腔镜手术应规范操作,手术步骤标准化,预防手术并发症;尽早发现潜在的并发症,妥善处理、规范记录,并按要求上报。

宫腔镜记录应至少包含以下内容:

1. 镜下所见,详细记录子宫颈管、宫腔形态、子宫内膜、双侧输卵管开口情况。

2. 临床诊断、手术方式、术中应用的器械、手术具体步骤。

3. 膨宫压、灌流液出入量、流速、电切功率。

4. 出血量、液体入量、患者术后血压、脉搏、尿量。

5. 术中特殊情况,如是否出现并发症。具体可参考第一章第六节围手术期并发症管理。

二、日间宫腔镜手术术后质量控制

1. 术后评估 手术完成后,妇科手术医师和麻醉医师需共同评估患者能否继续按照日间宫腔镜手术流程管理,若发生严重并发症或合并症加重需转入专科病房或重症监护室。

术后评估指标如下。

(1)生命体征:血压、心率、体温、呼吸、血氧饱和度。

（2）局部体征：腹痛、阴道流血情况、恶心呕吐及其他异常情况。

如发生不良反应，医护人员应按照流程处理，尽快控制症状，以确保患者顺利进行术后康复。

2. **术后宣教** 术后宣教是日间手术的重要组成部分，对患者的术后康复至关重要。有调查发现74.2%的日间手术患者担心出院后出现问题得不到及时处理，49.7%的患者与家属认为出院后自身的护理水平无法满足居家康复。鉴于宫腔镜日间手术患者出院时并没有达到完全康复的标准，应通过宣教提高患者及家属的护理能力，促进患者术后安全快速康复。术后宣教内容和注意事项如下：

（1）患者转入日间病房后，按照加速术后康复（ERAS）流程开展术后康复宣教，如指导患者术后尽早适应性下床活动、尽早进食清淡易消化食物、尽早自主排尿等。

（2）对于出院后可能发生的意外情况，如出血、发热、腹痛、恶心、呕吐及其他不良事件应详细告知，并提供24小时联系方式，以便在紧急情况时可以联系医护人员。

（3）告知患者和家属出院后手术相关后续治疗计划。

3. **出院评估** 出院评估是指妇科医生综合患者的生理、心理和社会方面的健康状况，分析判断患者是否具备离开医院、回归社会、进一步康复和复健的能力。目前一般使用麻醉后出院评分标准（PADS）进行出院评估，评分≥9分可以按期出院。使用评分表有助于减少患者不必要等候出院的时间和因主观因素导致患者提前出院等不利因素的发生,对保证患者安全具有重要意义。

4. 出院后随访　出院后随访是保障日间医疗质量安全的重要环节,旨在定期了解患者术后病情变化,继续为患者提供延伸性医疗服务,指导患者康复。近 3 年抽样调查结果显示部分医疗机构日间手术随访完成率未达100%。医疗机构应加强日间手术患者的随访管理,根据不同病种特点和诊疗规律明确随访时间、频次、内容和形式等,并安排专人随访,应在出院后 24 小时内完成首次随访。电话和调查问卷是较常见的随访方式。国外日间手术多使用调查问卷,这种形式有助于评估患者对所接受护理的满意度和术后恢复的质量,通过收集调查问卷表可以生成大量数据用于研究和质量改进。基于手机平台的电子调查问卷更利于患者和医护人员操作,成本更低。选择合理的随访方式可以提高随访完成率,确保患者术后安全康复。

术后至少 4 周内完成常规术后门诊随诊,根据术中情况和术后病理进行后续治疗指导和治疗。

三、日间宫腔镜手术质控量化指标

1. 术后诊断符合率　术后诊断符合率是指宫腔镜术后病理诊断与术中相符的例数占同期宫腔镜治疗总例数的比例。术后诊断符合率过低,应进行质控分析。

2. 非计划过夜率　日间宫腔镜手术非计划过夜率是

指原计划不过夜,但因术中或术后特殊原因,计划外留在医院过夜的人数占所有原计划不过夜行宫腔镜手术的比率。非计划过夜原因包括可疑并发症需要继续观察、手术时间过长、手术开始时间较晚、住址距离较远、液体超负荷风险、术后疼痛及恶心不适、患者要求过夜观察等。2022 年《日间宫腔镜手术中心设置及管理流程中国专家共识》和英国皇家妇产科医师学会建议非计划过夜率控制在 5% 以内。非计划过夜反映了医疗机构的日间手术准入、术前评估,以及术中、术后并发症控制等环节管理不足,是体现日间手术质量的重要指标,可以从严格准入标准、优化手术流程、制订个体化加速康复外科方案、完善院外保障、加强围手术期健康宣教等方面采取相应措施,以降低日间手术患者非计划过夜率。

3. 术后 30 天内非计划复诊率 日间宫腔镜手术非计划复诊原因大多为术后出血量过多或持续出血,出现发热、阴道分泌物异常等感染症状,术后疼痛持续加重等。研究报道妇科日间手术非计划复诊率约 5%,主要原因是手术部位疼痛(42%)、恶心、呕吐(14%)、发热(12%),一般发生在术后 7 天内。国内某综合医院日间手术报道妇科日间手术非计划复诊率为 3.23%,就诊原因为阴道出血量异常。

4. 非计划再入院率 非计划再入院即住院患者出院 31 天内因前一次相关疾病重返住院。非计划再入院率被国内外普遍认为是监测和评价医院医疗服务质量的有效指标,《三级医院评审标准(2020 年版)》也将住院患者出院后 0~31 天非预期再住院率纳入评价体系。国际日间手术协会制订的安全和质量监测指标提出非计划再入院率为 0.28%~1.50%，主要原因是出血、感染和疼痛门急诊就诊后症状无法改善而入院。国内有报道日间宫腔镜非计划再入院率为 0.15%，低于国际日间手术协会监测结果，可能原因是国内日间手术病种相对较简单，且有严格的年龄限制，因此术后非计划复诊和再入院率较国外低。英国皇家妇产科医师学会建议非计划再入院率≤3.50%。

5. 非计划二次手术率　非计划二次手术指直接或间接因本次宫腔日间手术非计划再次手术的情况。日间宫腔镜手术的非计划二次手术率(6个月内)建议控制在 1% 以下，但是不包括计划内的再次手术，例如，子宫黏膜下肌瘤的二次手术、宫腔粘连首次术后的二次探查术。对于可能出现并发症或有二次手术可能性的疾病，术前应对患者和家属进行充分解释和沟通，以免术后发生医疗纠纷或者因治疗不及时而加重病情。

6. 并发症发生率　宫腔镜并发症发生率应控制在一定范围内，子宫穿孔发生率一般控制在 0.12%~1.61%，气体栓塞 0.03%~0.09%，液体超负荷不超过 0.20%，出血 0.03%~0.61%，感染 0.01%~0.9%。日间宫腔镜手术应注重宫腔疾病防治一体化的管理，如宫腔粘连、子宫纵隔等疾病经过宫腔镜诊疗后有生育需要者，术后随访并指导生育计划；术中应注意保护子宫内膜，防止宫腔粘连，对于出现的并发症应及时处理。

7. **患者满意度** 患者满意度是患者对日间手术效果、服务流程、医护人员的服务态度和水平、医患沟通能力、出院指导及术后随访的总体评价。影响患者满意度的因素包括术前等待时间、禁食时间、术前和术后信息告知、术后疼痛和恶心及呕吐的控制等。日间宫腔镜手术应执行加速康复理念。患者满意度可以从侧面反映日间手术开展的质量和服务水平,向同类疾病的人推荐相同服务的患者百分比可能是反映患者满意度的良好指标。

由于日间宫腔镜手术模式安全便捷且节约医疗资源,故应逐步提高宫腔镜手术在日间手术和门诊进行的比例。目前国内外缺乏宫腔镜质量控制相关的大规模的研究数据,故在本文中未对所有质量控制指标进行量化,建议各医疗机构对以上指标进行信息化定期监控和管理,及时发现问题并采取"计划、执行、检查及处理(plan,do,check and act,PDCA)"循环管理方法进行管理、改善,不断提高日间宫腔镜手术的质量。

(隋 龙 许天敏 刘 畅 干晓琴 陈丽梅)

■ 参 考 文 献 ■

[1] 仝佳丽,朱根海,孙大为,等 . 日间宫腔镜手术中心设置及管理流程中国专家共识 . 中华妇产科杂志,2022,57(12):891-899.

[2] BAILEY C R, AHUJA M, BARTHOLOMEW K, et al. Guidelines for day-

case surgery 2019：guidelines from the Association of Anaesthetists and the British Association of Day Surgery. Anaesthesia，2019，74（6）：778-792.

[3] 梁鹏．麻醉医师在日间手术全流程管理中的作用．实用医学杂志，2024，40（8）：1031-1037.

[4] 中华人民共和国国家卫生健康委员会．国家卫生健康委关于印发《三级医院评审标准（2022年版）》及其实施细则的通知．2022.

[5] DZIADZKO M，AUBRUN F. Management of postdischarge nausea and vomiting. Best Pract Res Clin Anaesthesiol，2020，34（4）：771-778.

[6] 孙辉，高嗣法，孙佳璐，等．《医疗机构日间医疗质量管理暂行规定》的解读．中国卫生质量管理，2023，30（5）：30-33.

[7] PILLAI A K，GUZZI J，TREGGIARI M M，et al. Comparison of electronic versus phone-based administration of the Quality of Recovery-40 survey after ambulatory surgery. J Clin Anesth，2023，86：111054.

[8] TEMPLE-OBERLE C，YAKABACK S，WEBB C，et al. Effect of smartphone App postoperative home monitoring after oncologic surgery on quality of recovery：a randomized clinical trial. JAMA Surg，2023，158（7）：693-699.

[9] 熊桓，赵晓燕，江瑞连，等．日归手术非计划过夜恢复原因分析．华西医学，2024，39（2）：178-183.

[10] DE SILVA P M，SMITH P P，COOPER N A M，et al. Outpatient hysteroscopy：（green-top guideline no. 59）. BJOG，2024，131（13）：e86-e110.

[11] 王莹，孙辉．基于德尔菲法的日间手术评价指标初探．中国医院，2021，25（5）：18-21.

[12] CHAVES K F，NOVOA Y NOVOA V A，APPLE A，et al. Prevalence of and risk factors for emergency department visits after outpatient gynecologic surgery. J Minim Invasive Gynecol，2023，30（1）：19-24.

[13] 邱莉华,徐璐,路子蕴,等.集中管理模式下胸外科日间手术患者非计划再就诊影响因素分析.中国卫生质量管理,2023,30(9):27-31.

[14] 施水娟,蔡浩雷,楼正渊,等.日间手术患者非计划重返住院的影响因素分析.华西医学,2022,37(2):199-203.

69